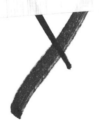

WAYNE COATES

CHÍA

El increíble supernutriente

CON MÁS DE 75 DELICIOSAS RECETAS PARA AUMENTAR
SU NIVEL DE ENERGÍA Y SALUD

CHÍA
El increíble supernutriente

WAYNE COATES
con la colaboración de STEPHANIE PEDERSEN

www.edaf.net

MADRID - MÉXICO - BUENOS AIRES - SAN JUAN - SANTIAGO - MIAMI

2013

Título original: CHIA: THE COMPLETE GUIDE TO THE ULTIMATE SUPERFOOD

© 2012. By WAINE COATES, PhD. Por acuerdo con Sterling Publishing, 387 Park Avenue South, New York, NY 10016-8810, USA. Este libro se ha negociado a través de la agencia Ute Körner Literary Agent, S.L., Barcelona - www.uklitag.com
© 2013. De esta edición Editorial EDAF, S.L.U.
© 2013. De la traducción: Puerto Barruetabeña
© Diseño de la cubierta: Gerardo Domínguez

EDAF, S. L. U.
Jorge Juan, 68. 28009 Madrid
http://www.edaf.net
edaf@edaf.net

Ediciones-Distribuciones Antonio Fossati, S. A. de C. V.
Calle 21, Poniente 3701 - Colonia Belisario Domínguez
Puebla 72180, México
Teléfono: 52 22 22 11 13 87
edafmexicoclien@yahoo.com.mx

Edaf del Plata, S. A.
Chile, 2222
1227 Buenos Aires (Argentina)
edafdelplata@edaf.net

Edaf Antillas, Inc.
Av. J. T. Piñero, 1594 - Caparra Terrace (00921-1413)
San Juan, Puerto Rico
edafantillas@edaf.net

Edaf Antillas
247 S. E. First Street
Miami, FL 33131
edafantillas@edaf.net

Edaf Chile, S. A.
Coyancura, 2270, oficina 914. Providencia
Santiago, Chile
edafchile@edaf.net

Febrero de 2013

ISBN: 978-84-414-3248-2
Depósito legal: M-3031-2013

PRINTED IN SPAIN   IMPRESO EN ESPAÑA
Impreso por Cofas, S. A.

ÍNDICE

INTRODUCCIÓN

Un día de 1984 decidí levantarme de mi mesa e irme a correr. Era mediodía y no solo me apetecía un poco de ejercicio, sino que necesitaba salir un rato de la oficina. Ese fue el principio de un cambio en mis hábitos que acabó en un estilo de vida diferente y más sano. Según fueron pasando los años empecé a correr con más frecuencia y distancias cada vez mayores hasta que en el año 2000 decidí apuntarme al maratón de Tucson. Corrí aquella carrera y disfruté cada minuto de ella. Y se podría decir que desde ese momento en adelante mi amor por correr se me fue de las manos.

Y ese es el punto en el que entró en mi vida la chía.

A día de hoy corro regularmente carreras de 5 kilómetros, 10 kilómetros, medios maratones, maratones, ultramaratones e incluso carreras de 100 millas (unos 160 kilómetros). Antes de las carreras más largas me coloco en el cinturón que llevo para correr unas cajitas de carretes de fotos llenas de semillas de chía. Durante la carrera de vez en cuando me echo en la boca más o menos la mitad del contenido de una de las cajitas y me lo trago con un poco de agua.

La chía es muy digestiva y calmante para el estómago (y también para las articulaciones). Ayuda con problemas estomacales, digestiones lentas, aumenta la hidratación general, ayuda a mantener el equilibrio de los electrolitos y mejora la resistencia durante las carreras más largas. Durante estas carreras de distancias extremas (para completar algunas he necesitado hasta 32 horas) se pasa por dramáticos cambios de humor y empiezas a preguntarte qué estás haciendo. Y he descubierto que la chía me ayuda a reducir los efectos de ese ánimo bajo.

Y yo no soy el único corredor de maratones que está absolutamente enamorado de la chía: muchos corredores consumen chía regularmente a raíz del éxito del libro *Nacidos para correr* del corredor extremo Christopher McDougall. En este libro superventas McDougall entrevista a la élite mundial de los corredores de distancias extremas con el fin de aprender sus secretos. Su búsqueda de corredores extremos le llevó a las agrestes y aisladas Barrancas del Cobre en México, hogar de los indios tarahumara, que llevan una vida muy asilada. En el libro, McDougall aprende las técnicas y los secretos que les permiten a estos indios correr cientos de kilómetros sin cansarse. Aunque yo no he corrido nunca con ellos, he visitado la zona varias veces y corrido por sus caminos. El paisaje es maravilloso, pero el terreno es muy duro para correr.

Tras haber corrido con la chía y sin ella, ahora entiendo por qué a los atletas les encanta. La chía te da una gran cantidad de energía y aumenta la resistencia hasta niveles increíbles. De hecho, siempre que hablo con atletas que utilizan la chía me comentan que gracias a ella consiguen más energía en las últimas fases de sus carreras. También dicen que han notado un aumento general de la energía en su vida diaria, sobre todo en las últimas horas del día, momento en que la mayoría de la gente se encuentra fatigada y algo más lenta y recurre a la cafeína o al azúcar para conseguir una estimulación rápida pero poco sana.

La verdad es que la chía entró en mi vida por accidente. La primera vez que me encontré con esta semilla minúscula fue en 1991, cuando trabajaba como ingeniero agrícola. Formaba parte de un equipo de la Universidad de Arizona que visitaba Sudamérica para investigar cultivos alternativos que pudieran crecer con facilidad en el noroeste de Argentina. En un trabajo directo con los agricultores plantamos varias semillas para determinar cuál era la que se comportaba mejor en ese entorno. Una de ellas fue el alimento de los antiguos aztecas: la chía.

Tengo que admitir que cuando mis compañeros de investigación y yo vimos por primera vez las semillas creciendo, nuestra reacción inicial fue: «¿Y para qué demonios puede ser bueno esto?». Para descubrirlo nos pusimos a analizar la semilla con el fin de determinar sus diferentes componentes nutritivos, por ejemplo la cantidad de fibra que contenía. En los campos nos percatamos de que, si había llovido, las semillas formaban una especie de gel y se pegaban unas a otras. Eso nos indicó que la semilla de la chía era muy buena como componente hidratante y también para mantener en el tiempo la hidratación.

Al investigar el perfil nutritivo de la planta descubrimos que las semillas de chía contienen una cantidad increíble de ácidos grasos omega-3 (4 gramos en una ración de dos cucharadas soperas). De hecho la chía tiene más ácidos omega-3 (y en particular ácido graso alfa-linolénico, el único ácido graso omega-3 esencial) que ninguna otra planta.

Se trata de un descubrimiento de una importancia enorme porque la investigación médica ha demostrado que los ácidos grasos omega-3 reducen la inflamación del cuerpo y contribuyen a reducir el riesgo de enfermedades crónicas como por ejemplo las enfermedades cardíacas, el cáncer o la artritis. Los ácidos grasos omega-3 son importantes para la función cognitiva (la memoria y el rendimiento mental), así como para conseguir un estado de ánimo estable y para ayudar a regular el comportamiento. Muchas personas muestran síntomas de deficiencia de ácidos grasos omega-3, entre los que se incluyen fatiga, mala memoria, piel seca, problemas de corazón, altibajos de ánimo o depresión y mala circulación.

También descubrimos que la chía puede presumir de cantidades impresionantes de antioxidantes, entre ellos los fitonutrientes quercitina, kenferol y miricetol y los ácidos clorogénico y cafeico. Estos antioxidantes tienen gran importancia en la salud humana porque nos ayudan a defendernos de todo, desde el cáncer a cualquier enfermedad vírica común. Pero lo que me pareció fascinante de estos altos niveles de antioxidantes es que mantienen la chía siempre fresca y evitan que se rancie.

A diferencia del lino, que es altamente perecedero y que tiene un recubrimien que es lo que mantiene frescos sus nutrientes pero que no se puede digerir, el antioxidante de la chía le permite permanecer estable por sí misma durante años ausencia de ese recubrimiento hace que la chía se pueda ingerir y digerir tal cual. C la chía no se pone rancia a temperaturas normales, se puede pulverizar y utilizarse a pués de mucho tiempo, cuando se desee. Además la chía no desarrolla ese sabor como pescado que tiende a aparecer en el lino poco después de molerlo. Tres razones más par. que mis compañeros de investigación y yo estuviéramos tan entusiasmados con la chía.

Pero todavía se cernía sobre nosotros la misma pregunta: «¿Qué hacemos con esta semilla?». Nuestra primera idea fue buscarle un uso para el cuidado de la piel: el alto contenido en omega-3 y antioxidantes hacen que el aceite de chía sea excepcional para la piel. También empezamos a alimentar con chía a gallinas y vacas para conseguir huevos y productos lácteos con un alto contenido en omega-3; ya en los años noventa los productores habían empezado a alimentar a sus animales con semillas de lino, algas marinas e incluso derivados del pescado para aumentar el contenido de ácidos grasos omega-3 de los huevos y los productos lácteos. Por desgracia los productos mejorados tenían una desventaja desagradable: un olor a pescado que surgía de la oxidación de los ácidos grasos omega-3 del lino.

Nuestra investigación demostró que la chía conseguía justo lo que queríamos, aumentar el contenido de omega-3, sin alterar el sabor natural de los huevos o la leche. La cantidad de ácidos grasos omega-3 en las yemas de los huevos que ponían las gallinas alimentadas con la chía aumentó en más de un 1.600%, a la vez que se redujo su contenido de grasas saturadas en un 30%. En un ensayo clínico de alcance limitado en el que se alimentó a vacas lecheras con chía, se observó un incremento del 20% en el contenido de ácidos grasos omega-3 y una reducción del contenido en ácidos grasos saturados en la leche que producían esas vacas.

La *Salvia hispanica L.* (también conocida como chía) es una bonita planta, miembro de la familia que la menta, cuyas «cabezas» de múltiples flores pequeñas y delicadas aparecen en los extremos de varios tallos que crecen en una misma planta. Cuando esas cabezas maduran, se pueden arrancar de ellas unas cuantas semillas y masticarlas. El sabor de las semillas es agradable y recuerda al de los frutos secos con un toque de malta.

A pesar de todo lo que habíamos descubierto, yo no empecé a pensar en consumir chía regularmente hasta que nos pusimos a estudiar en profundidad cómo utilizaban los aztecas estas semillas.

Alrededor del año 2600 a.C. la chía era uno de sus cultivos más importantes del pueblo que vivió en lo que ahora es México y Guatemala. Se la ofrecían a los dioses y se utilizaba en rituales. También la usaban como moneda. Además las semillas tenían una aplicación medicinal, se molían hasta conseguir una especie de harina y la consumían los guerreros y los atletas de élite como una fuente excepcional de energía y resistencia. De hecho se decía que estos atletas aztecas podían sobrevivir durante días realizando actividades físicas intensas y extenuantes sin consumir nada más que una cucharada de chía cada pocas horas.

Está ampliamente documentado que los aztecas fueron ingeniosos inventores de sistemas de producción agrícola. Al ver la sofisticación de sus métodos, a nosotros los

gadores nos pareció evidente que si los aztecas pensaban que la chía era espe-
ntonces es que lo era. Leímos todos los códices aztecas antiguos (escritos hace
cimadamente cinco siglos) que pudimos encontrar para aprender más cosas sobre
ía. Una cantidad creciente de investigaciones dejan más que claro que la chía es
alimento completo, no solo una gran fuente de proteínas y omega-3. No es que la
ía esté compuesta de antioxidantes, vitaminas, minerales, aminoácidos y fibra «úni-
amente»; es que además tiene tantas cualidades y aporta tantos beneficios a la salud
que me tiene absolutamente asombrado. Intento no utilizar lá palabra «milagro» para
describir esta diminuta semilla, porque hace que la chía parezca el objeto de una moda
pasajera cuyos beneficios se anuncian a bombo y platillo para desaparecer pronto, pero
lo cierto es que no se me ocurre una palabra mejor para describirla. La chía realmente
es un alimento milagroso y, como algunas personas han dicho, es **el alimento completo
más saludable del mundo.**

Si hay algo que he aprendido por encima de todo en mi faceta de corredor de
distancias extremas en competición es esto: solo eres tan eficaz como tu salud te lo
permite. La chía me mantiene sano y así puedo ser mejor cada día, independientemente
del tipo de carrera que esté corriendo o la rutina de ejercicios que haga. La chía me
ayuda a permanecer sano para hacer mis tareas cotidianas también, tanto si estoy en la
oficina escribiendo artículos científicos, viajando para supervisar ensayos con la chía,
en el laboratorio investigando o trabajando en el sitio web de la chía: www.azchia.com.

Dos décadas después de mi primer encuentro con la chía sigo investigando sobre la
planta, las semillas y sus muchos beneficios. Ahora mismo, si el tiempo y el dinero me
lo siguen permitiendo, estoy intentando averiguar qué más puede hacer la chía y me encuentro en pleno estudio de sus extractos, sus hojas, su aceite, sus flores y mucho más.

Mi esperanza es que cada vez más y más gente conozca la chía y la pruebe. La
chía puede ayudar a todo el mundo: a niños, a adultos, a atletas y a adictos al sofá, a
personas con patologías crónicas o agudas y también a los que están muy sanos. De
hecho creo que la chía puede mejorar la salud de todo el mundo. Y si sigue leyendo
lo descubrirá por sí mismo.

WAYNE COATES
Profesor emérito de la Universidad de Arizona.

CAPÍTULO 1

LA SEMILLA MILAGROSA

L A chía. Los humanos han utilizado esta minúscula fuente de energía llena de nutrientes desde al menos el 3500 a.C., cuando los antiguos habitantes de Mesoamé-
rica confiaron en ella para mantenerse sanos. En la actualidad esta pequeña semilla está
volviendo a adquirir cierta fama entre los atletas, los nutricionistas, los entusiastas de
los alimentos completos y los crudívoros, así como entre las personas que quieren una
forma fácil de perder peso, mejorar su resistencia atlética, aumentar su energía, evitar
un amplio abanico de dolencias, luchar contra la enfermedad y mejorar el aspecto de
la piel, el pelo y las uñas.

La chía es verdaderamente un superalimento de cinco estrellas. Encerrada en un
diminuta cápsula del tamaño de una semilla de amapola, la chía está cargada de antioxidantes, vitaminas, minerales, fibra, aminoácidos, proteínas y unos ácidos grasos
omega-3 llamados ácidos alfa-linolénicos. Esta semillita puede presumir de tantos
beneficios y actúa sobre tantos problemas de salud que muchas personas creen que es
uno de los alimentos más beneficiosos que se conocen.

ANÁLISIS DETALLADO DE LA COMPOSICIÓN DE LA CHÍA OBTENIDO DE DIFERENTES FUENTES						
Nombre primario	Nombre secundario	Constituyente específico	Valor medio	Valor máximo	Valor mínimo	Unidades
Calorías			460	529	356	cal/100 g
	Calorías de grasa		233	309	110	cal/100 g
Grasa total			30,86	34,3	21,4	g/100 g
	Grasas saturadas		3,47	3,91	2,48	g/100 g
	Grasas trans		0,14	0,191	0,04	g/100 g
	Grasas poliinsaturadas		23,97	26	16,2	g/100 g
	Grasas monoinsaturadas		2,36	2,76	1,71	g/100 g

Nombre primario	Nombre secundario	Constituyente específico	Valor medio	Valor máximo	Valor mínimo	Unidades
	Grasas monoinsaturadas		2,36	2,76	1,71	g/100 g
Ácidos grasos omega-3						
	Esenciales					
		Omega-3 (linolénico)	18,56	21,1	12,3	g/100 g
		Omega-6 (linolénico)	5,93	7,15	3,88	g/100 g
	No esenciales					
		Omega-9 (oléico)	2,12	2,71	1,41	g/100 g
Colesterol						
Carbohidratos totales			40,27	54	32	g/100 g
Fibra dietética (total)			34,43	41,2	30	g/100 g
	Fibra insoluble		31,39	35,9	28	g/100 g
	Fibra soluble		3,68	5,8	1,1	g/100 g
Proteínas			22,23	24,4	19,7	g/100 g
Vitaminas						
	Vitamina A		53,86	80	30	UI/100 g
	Vitamina C (ácido ascórbico)		1,61	2,9	0,5	mg/100 g
	Vitamina D					
	Vitamina E		0,74	0,74	0,74	UI
	Vitamina K					
	Tiamina (Vitamina B1)		0,62	0,79	0,21	mg/100 g
	Riboflavina (Vitamina B2)		0,17	0,22	0,12	mg/100 g
	Niacina		8,83	11,9	5,97	mg/100 g
	Vitamina B6					
	Folato (ácido fólico)		48,53	51,4	43,1	mcg/100 g
	Vitamina B12					
	Ácido ferúlico		64	158	40	mcg/g
	Biotina					
	Ácido gálico					
	Ácido pantoténico					

(Cont.) ANÁLISIS DETALLADO DE LA COMPOSICIÓN DE LA CHÍA OBTENIDO DE DIFERENTES FUENTES						
Nombre primario	Nombre secundario	Constituyente específico	Valor medio	Valor máximo	Valor mínimo	Unidades
Minerales						
	Calcio		569,80	616	523	mg/100 g
	Hierro		7,72	9,78	6,27	mg/100 g
	Fósforo		770,30	880	675	mg/100 g
	Yodo					
	Magnesio		334,50	369	321	mg/100 g
	Zinc		5,68	6,48	4,46	mg/100 g
	Selenio		55,15	92,5	17,8	mcg/100 g
	Cobre		1,66	1,88	1,44	mg/100 g
	Manganeso		3,28	4,32	2,46	mg/100 g
	Cromo		9,07	16,4	1,74	mcg/100 g
	Molibdeno					
	Cloro					
	Sodio		128	272	22	mcg/g
	Potasio		653	741	596	mg/100 g
Aminoácidos - Esenciales						
	Arginina (esencial para los jóvenes, pero no para los adultos)		2221	2750	1950	mg/100 g
	Histidina		550	629	485	mg/100 g
	Isoleucina		830	1100	700	mg/100 g
	Leucina		1421	1700	1210	mg/100 g
	Lisina		1005	1100	849	mg/100 g
	Metionina		609	1200	400	mg/100 g
	Fenilanina		1053	1350	900	mg/100 g
	Treonina		735	894	647	mg/100 g
	Triptófano		452	1600	178	mg/100 g
	Valina		985	1110	857	mg/100 g
Aminoácidos - No esenciales						
	Alanina		1082	1300	920	mg/100 g
	Asparagina					
	Ácido aspártico		1751	2150	1490	mg/100 g
	Cisteina		422	500	370	mg/100 g
	Ácido glutámico (glutamato)		3628	4370	3140	mg/100 g

Nombre primario	Nombre secundario	Constituyente específico	Valor medio	Valor máximo	Valor mínimo	Unidades
	Glicina		977	1120	830	mg/100 g
	Prolina		804	893	683	mg/100 g
	Serina		1087	1280	928	mg/100 g
	Tirosina		584	880	25	mg/100 g
Fitonutrientes						
	Flavonoides (polifenoles)					
		Quercetina	35	60	20	mcg/g
		Kenferol	35	70	20	mcg/g
		Miricetina	51	62	41	mcg/g
	Ácidos fenólicos					
		Ferúlico	64	158	40	mcg/g
		Gálico				
		Caféico	290	387	132	mcg/g
		p-Cumárico	603	1174	31	mcg/g
		Clorogénico	603	1174	31	mcg/g
	Catequinas (flava-3-oles)					
		Epigallocatequina	893	1850	90	mcg/g
	TOTALES		1599	2312	1106	mcg/g
	Otros ácidos orgánicos					
		Fítico	20	27	13	
CARO						
	CARO - Lipofílico		3	12	0	umol TE/g
	CARO - Hidrofílico		63	85	31	umol TE/g
	Total CARO		66	89	33	umol TE/g

¿ALIMENTO O SUPLEMENTO?

La Agencia de Alimentos y Medicamentos estadounidense (FDA según sus siglas en inglés) clasifica la chía como un alimento seguro para el consumo humano. La chía es antialérgica, lo que significa que es muy raro que alguien tenga alergia a esta semilla. Además tampoco altera los niveles hormonales de los humanos, lo que sí hacen otros «superalimentos» con los que se suele comparar a la chía como la soja o el lino (para más información consulte el apartado «Preguntas frecuentes» en la página 165).

Las formas más comunes de aprovechar los beneficios de la chía son tomarla espolvoreada en ensaladas u otros platos, mezclarla con bebidas o batidos, incorporarla a yogures, cereales o sopas, etc. Se puede ingerir la semilla entera (el cuerpo procesa la semilla completa sin problema), también machacada o molida y, tras ponerla en remojo, en una especie de gel. Y se puede optar por la variedad negra, la chía más común (que tiene un nivel de antioxidantes ligeramente más alto) o por la variedad blanca, que es algo más difícil de encontrar.

Antes de profundizar más en cómo utilizar la chía para ayudar a perder peso o mejorar la salud, hablemos un poco sobre la propia planta. La chía es una variedad de la familia de la menta conocida como *Salvia hispanica L.* que crece en zonas desérticas. Su semilla es pequeña y tiene un sabor que recuerda levemente al de los frutos secos. La semilla de la chía es hidrófila, lo que significa que absorbe la humedad (una buena cualidad para una planta de zonas desérticas). Cuando se humedece, la capa exterior de la semilla de la chía se hincha y forma un recubrimiento gelatinoso. Esta cualidad (junto con el 38% de fibra que tiene la semilla) es la que le permite a la chía proporcionar esa sensación de saciedad que contribuye a la pérdida de peso, controla la necesidad de comer, equilibra los niveles de azúcar en sangre y calma el sistema digestivo.

LA HISTORIA DE LA CHÍA

Existen evidencias de que la chía ya se utilizaba en el 3500 a.C. Los mesoamericanos ya disponían de ella en el 2600 a.C. y la chía se estuvo utilizando como moneda en la zona central de México entre los años 1500 y 900 a.C. Las semillas de chía se ingerían solas o mezcladas con otros cereales, se mezclaban con agua y se consumían como bebida, se molían para hacer harina, se incluían en medicinas, se prensaban para obtener un aceite y se utilizaban como base para pinturas faciales y corporales. Los gobernantes aztecas recibían semillas de chía como tributo anual de las naciones conquistadas y también se las ofrecían a los dioses durante las ceremonias religiosas.

Según los registros que mantenían aztecas y españoles, la chía se cultivaba tradicionalmente en una región que iba desde la parte norte del centro de México hasta Guatemala. Había una segunda área de cultivo más pequeña que se extendía por Nicaragua y el sur de Honduras.

Se ha descubierto también que los indígenas salineros, cahuillas, costanoanos, paiutes, maidus y kawaiisus del oeste de los Estados Unidos utilizaron una especie diferente de chía, la *Salvia columbariae*, como alimento y medicina.

Más adelante hablaremos del descubrimiento de que los altos niveles de ácidos grasos omega-3 ayudan al cuerpo a perder peso y no recuperarlo, así como a protegerse contra muchas afecciones y enfermedades como las cardíacas, el ictus, el cáncer, el síndrome del intestino irritable y otras enfermedades autoinmunes como el lupus o la artritis reumatoide. Los ácidos grasos omega-3 son moléculas que el cuerpo no produce por sí mismo, pero que son esenciales para que gran número de los sistemas corporales funcionen de forma eficiente.

Ahí es donde entra la chía. Hay tres tipos principales de ácidos grasos omega-3: el alfa-linolénico (AAL), el eicosapentaenoico (AEP) y el docosahexanoico (ADH). El ácido alfa-linolénico es el único ácido graso esencial y es el tipo de que se encuentra en la chía.

LOS COLORES DE LA CHÍA

La semilla de la chía es negra, gris oscuro o, menos comúnmente, blanca. Si se ven semillas marrones mezcladas con las de chía puede deberse a dos circunstancias: que haya semillas de hierba o de algas mezcladas con las de chía (que pueden tener un sabor amargo y desagradable) o que se trate de semillas de chía que no están maduras (que tienen menos nutrientes que las semillas maduras). Para estar seguro de que está tomando las semillas de chía más puras y de la mayor calidad, elija distribuidores de confianza.

PODER PROTEÍNICO

La chía está llena de proteínas. Las proteínas se encuentran en todas las células vivas. El pelo y las uñas están formados principalmente por proteínas. El cuerpo humano usa las proteínas para construir y reparar tejidos, así como para fabricar enzimas, hormonas y otras sustancias químicas del cuerpo. La proteína es un constituyente importante los huesos, los músculos, los cartílagos, la piel y la sangre. Nuestros cuerpos necesit. una cantidad relativamente grande de proteínas y debemos obtenerlas de nuestra diet. porque las proteínas no se almacenan en el cuerpo.

Pero lo más importante de la chía es que no solo contiene proteínas (un generoso 21% de la chía lo constituye este macronutriente), sino que contiene las proteínas completas, algo bastante raro para una planta, y que significa que nuestro cuerpo puede utilizar las proteínas de la chía exactamente como están, sin tener que procesarlas.

CURIOSIDADES SOBRE LAS «CHIA PETS»

¿Se ha preguntado alguna vez cómo empezó el fenómeno de esas macetas de chía con forma de animales o personajes (Chia Pets®) que están tan de moda? Nosotros también nos hemos hecho esa pregunta.

- Las macetas de terracota con formas de personas o animales y con semillas de chía en su interior ya eran desde hacía bastante tiempo un artículo turístico que se podía adquirir típicamente en varias ciudades del sur y el centro de México.
- Chia Pet® es una marca comercial registrada que pertenece a Joseph Enterprises, Inc. de San Francisco, los fabricantes y impulsores de este fenómeno.
- Joseph Pedott es un profesional del marketing que al ver estos originales souvenires en México decidió crear la versión americana que con el tiempo llevaría el nombre de Chia Pet (Mascota de chía).
- El nombre «Chia Pet» se usó por primera vez el 8 de septiembre de 1977.
- La primera «Chia Pet» no era un animal de compañía, sino una persona. El «Chia Guy» se creó el 8 de septiembre de 1977.
- La primera Chia Pet que se comercializó a nivel nacional en EE.UU. tenía forma de carnero y se comercializó y distribuyó en 1982.
- Las Chia Pet más populares son los conejos, las ranas, los hipopótamos, los gatitos, los cerdos, los perritos y las tortugas.
- Las Chia Pets utilizan el mismo tipo de semilla de chía que es comestible y saludable.
- Se venden aproximadamente 500.000 Chia Pets al año.
- Las Chia Pets solo están disponibles en tiendas durante las vacaciones invernales.
- Las Chia Heads y las Chia Pets son macetas de arcillas hechas a mano. Se necesita todo el año para producir suficientes para una sola temporada de vacaciones.
- Originalmente las macetas se hacían en México. Hoy en día los componentes de la cerámica se producen en China.

NOTA: Las macetas Chia Pets son muy populares en Estados Unidos y han colaborado a la difusión y conocimiento de esta planta

El secreto que hay detrás del poder proteínico de la chía son sus componentes principales: los aminoácidos. ¿Recuerda haber jugado con bloques de construcción cuando era pequeño? Las proteínas de las plantas normalmente carecen de uno o varios de esos ques, lo que significa que el cuerpo tiene que buscar en otros alimentos la pieza que falta para poder construir cualquier torre. La chía sin embargo contiene los ocho aminoácidos esenciales que el cuerpo necesita para utilizar las proteínas: la isoleucina, la leucina, la lisina, la metionina, la fenilanina, la treonina, el triptófano y la valina.

LA CHÍA NO ES UNA PLANTA MANIPULADA GENÉTICAMENTE

Si un alimento recibe la denominación de AMG (alimento manipulado genéticamente) significa que se ha alterado su material genético mediante ingeniería genética. Puede sonar preocupante, pero según el informe anual de 2010 de la Junta Nacional de Estadísticas Agrícolas de Estados Unidos, el 93% de la superficie cultivada con semillas de soja, el 93% de la del algodón, el 86% del maíz y el 95% de la remolacha azucarera de los Estados Unidos está plantada con semillas que han sido modificadas genéticamente. Es más, las plantas para el consumo modificadas genéticamente ocupaban 135 millones de hectáreas de tierras cultivables en todo el mundo en 2010. La Asociación de Fabricantes Alimentarios de América estimó en 2003 que el 75% de todos los alimentos procesados de los Estados Unidos contenían algún ingrediente genéticamente modificado. Pero la chía no es uno de estos alimentos. La semilla, si se cultiva, se trasporta y se almacena bien, no necesita ninguna alteración para facilitar su cultivo o su uso.

Los alimentos manipulados genéticamente son unos recién llegados al mundo alimentario. Los primeros alimentos alterados genéticamente los creó en 1994 una compañía filial del gigante del negocio agrícola Monsanto: se modificó un tomate para crear una variedad llamada «Flavr Savr» que maduraba sin reblandecerse, lo que reducía mucho la necesidad de desechar género por la putrefacción natural o por los golpes sufridos durante el envío y el almacenamiento. Aunque los Estados Unidos y Canadá no obligan a etiquetar claramente los alimentos manipulados genéticamente, otros gobiernos como los de la Unión Europea, Australia, Japón y Malasia, obligan a los distribuidores alimentarios a hacerlo.

LA CHÍA Y LOS MICRONUTRIENTES

Los micronutrientes, también conocidos como vitaminas y minerales, son elementos que ayudan a mantener la salud, mientras que los macronutrientes, que son los carbohidratos, las grasas y las proteínas, son nutrientes que el cuerpo utiliza en grandes cantidades. Los micronutrientes orquestan una amplia variedad de funciones corporales que ayudan a todos los sistemas. La chía está cargada de vitaminas y minerales que ayudan a mantener el cuerpo bien nutrido y lleno de energía para que funcione con su máximo nivel de eficiencia sin que experimente ninguna necesidad aguda a causa de alguna deficiencia que podría llevar a una mala elección de alimentos o a una ingestión excesiva de los mismos. Entre los micronutrientes de la chía destacan:

- El **calcio**, un elemento estructural de los huesos y los dientes que contribuye a los procesos celulares.

- El **hierro**, que está presente en todas las células del cuerpo humano y que es importante para muchas funciones, entre ellas llevar oxígeno de los pulmones a los tejidos de todo el cuerpo.
- El **magnesio**, esencial para todas las células vivas. Más de 200 encimas necesitan de la presencia del magnesio para funcionar.
- El **zinc**, que ayuda a regular muchas actividades genéticas. También ayuda al equilibrio del nivel de azúcar en sangre y del ritmo metabólico y contribuye a que el sistema inmune y el nervioso (que incluye el cerebro) funcionen a su mejor nivel.
- El **selenio**, un potente antioxidante que ayuda a prevenir el estrés oxidativo y la inflamación y también potencia el funcionamiento del sistema inmune.
- El **cobre**, que es un mineral que contribuye a que el cuerpo pueda utilizar el hierro. Mantiene la salud de los huesos, los tejidos conectivos y la piel y también ayuda a la glándula tiroidea a funcionar con normalidad.

«La chía se ha convertido en un alimento básico en mi dieta diaria para mantener mi salud y mi bienestar en general. Me encanta que sea un alimento completamente natural y no una píldora de suplementos. No dejo pasar ni un día sin tomar su tremenda dosis de omega-3 y fibra.»

—RICK ROSEMOND
Enviado por internet a www.azchia.com

LA RECOLECCIÓN DE LA CHÍA

La chía puede recolectarse mecánicamente o a mano. En cuanto las flores de la chía se marchitan, aparecen las semillas. Las cabezas con las semillas (donde antes estaban las flores) se recogen y se van golpeando suavemente para liberar las diminutas semillas. Después las semillas se almacenan en sacos y otros contenedores y se limpian. No se utiliza ni calor ni productos químicos en ninguno de estos procesos.

- El **manganeso** ayuda a nuestro cuerpo a utilizar muchos nutrientes clave entre los que se incluye la biotina, la tiamina o la vitamina C. Mantiene los niveles de azúcar en sangre dentro de la normalidad, protege las células del daño de los radicales libres y contribuye a la salud de los huesos.
- La **vitamina A**, conocida por contribuir a una buena vista, pero que también es esencial para mantener el funcionamiento eficiente del sistema inmune, los tejidos de la piel y para proteger la fertilidad.

LAS BONDADES DE LOS ALIMENTOS COMPLETOS

La semilla de la chía es un alimento completo porque contiene todos sus componentes originales: el salvado, el germen y el endosperma. Las investigaciones demuestran que comer alimentos completos puede ayudar a reducir la probabilidad de sobrepeso y el riesgo de enfermedades relacionadas con la dieta como la diabetes o las enfermedades cardíacas.

- La **vitamina C**, un potente antioxidante que ayuda a proteger las células del daño de los radicales libres, reduce el riesgo de cáncer, mejora la absorción del hierro y refuerza el sistema inmune.
- La **vitamina E** es otro nutriente que es un potente antioxidante. De hecho algunos investigadores creen que es la más potente de las vitaminas antioxidantes. La vitamina E también permite que las células del cuerpo se comuniquen y trabajen eficientemente.

- La **niacina** (vitamina B3), que ayuda a reducir los niveles de colesterol del cuerpo, estabiliza el azúcar en sangre, ayuda al cuerpo a procesar las grasas y se cree que contribuye a proteger el cerebro de la reducción cognitiva relacionada con la edad y de la enfermedad de Alzheimer.
- El **folato** (ácido fólico o vitamina B9) ayuda a la producción de glóbulos rojos, la producción celular, contribuye a que los nervios funcionen adecuadamente y mejora la salud cerebral.

«La chía ha hecho mucho por mí. Tras la insistencia de mi nutricionista, empecé a tomar una o dos cucharadas de chía al día hace ahora cuatro meses. Tengo las uñas más duras y ya no se me rompen tanto como antes. El pelo me crece más rápido que nunca. Ya no tengo la piel seca y escamada. Mi digestión es más regular y eficaz que nunca. Han desaparecido los síntomas de túnel carpiano que tenía. Y me siento mejor y con más energía, como una versión más joven, más sana y más alegre de mí misma.»

—MAURA SULLIVAN, Nueva York, EE.UU.

FITONUTRIENTES

La chía es famosa por sus fitonutrientes, sustancias químicas de la planta que contienen compuestos protectores que previenen enfermedades. Los fitonutrientes de la chía incluyen la quercetina, el kenferol, la miricetina, el ácido clorogénico y el ácido caféico. Su misión es proteger a la planta de las enfermedades, las lesiones, los insectos, la sequía, el calor excesivo, los rayos ultravioletas, los venenos y los contaminantes del aire y la tierra. En otras palabras, forman parte del sistema inmunitario de la planta. Y lo que hacen por la planta, también lo pueden hacer por nosotros.

Aunque los fitoquímicos no están clasificados como nutrientes, los investigadores han determinado que las sustancias químicas de la chía son importantes guardianes de la buena salud porque ayudan a prevenir enfermedades y han demostrado que contribuyen a la prevención de al menos cuatro de las principales enfermedades que causan la mayoría de las muertes en el mundo moderno en los países occidentales: el cáncer, la diabetes, las enfermedades cardiovasculares y la hipertensión.

UNA SEMILLA PARA LA BELLEZA

Los aztecas prensaban la chía para obtener su aceite, que utilizaban para curar e hidratar la piel. También se utilizaba como base para pinturas faciales y corporales.

LA CHÍA NO CONTIENE GLUTÉN

A diferencia de otros granos de cereal como el trigo, la espelta, el kamut, el centeno y la cebada, la chía no contiene gluten. Esto la hace ideal para las personas celíacas y con sensibilidad al gluten. Cuando se muele la chía, la «harina» con alto contenido en proteínas se puede utilizar para hacer alimentos sin gluten. Si necesita alguna idea de alimentos sin gluten que puede cocinar consulte el apartado de recetas.

UN ALIMENTO ANTIALÉRGICO

La chía es un alimento antialérgico, lo que significa que la mayoría de la gente (incluso aquellos que son sensibles a muchos otros alimentos) no tienen ningún problema al consumirla. Un estudio de 2003 llevado a cabo por la Universidad de Southampton y en el King's College de Londres descubrió que la chía no tiene ninguna de las propiedades que se asocian a las alergias. Es más, después de estudiar todas las investigaciones y los datos disponibles, a día de hoy los investigadores no han podido verificar ningún caso de pacientes con alergia a la semilla de la chía o a cualquier semilla de una planta que tenga una relación botánica con la chía (como por ejemplo la salvia).

CAPÍTULO 2

CÓMO UTILIZAR LA CHÍA PARA PERDER PESO

L A chía es buena para tantas afecciones de salud y ayuda a tanta gente que resulta extraño señalar la pérdida de peso como tal vez el mayor beneficio que se puede obtener del uso de la chía. Pero, seamos claros: vivimos en un tiempo en el que hay más personas con sobrepeso que nunca. Según el Centro de Control de Enfermedades (CDC según sus siglas en inglés), en 2010 el 33,8% de los estadounidenses eran obesos.

El CDC, como muchas otras organizaciones médicas, utiliza el índice de masa corporal (IMC) para determinar las tasas de obesidad. Las personas con un IMC del 25 o superior se consideran personas con sobrepeso (si quiere calcular su IMC consulte el apartado «Cómo descubrir su IMC» en la página 26).

Según un equipo de investigadores de la Universidad John Hopkins, si la gente sigue ganando peso al ritmo actual, para el 2015 el 75% de los adultos de los Estados Unidos tendrá sobrepeso (para poder emitir estas predicciones los investigadores examinaron veinte estudios sobre obesidad publicados con anterioridad, así como las encuestas nacionales sobre peso y comportamiento).

En este capítulo explicaremos cómo utilizar la chía para conseguir sus objetivos personales de pérdida de peso y se dará cuenta de que ha encontrado la receta del éxito solo con añadir la chía a lo que esté comiendo actualmente, siempre y cuando ya esté haciendo un régimen de adelgazamiento. También encontrará deliciosos y fáciles menús para sacarle el mayor partido a su régimen.

POR QUÉ EL EXCESO DE PESO ES ALGO DE LO QUE PREOCUPARSE

Los cuerpos humanos que no están embarazados no están pensados para cargar con un exceso de peso. Cuando más pese una persona, más corta es su esperanza de vida y mayor la probabilidad de desarrollar enfermedades relacionadas con el peso como la diabetes, la hipertensión, el colesterol alto, el ictus, el cáncer, la apnea del sueño, las varices, etc.

Desde una perspectiva personal tener sobrepeso significa experimentar a menudo que te falta el aliento, tener menos resistencia y que te cueste disfrutar de placeres simples como jugar con los hijos o los nietos. Significa que el brazo no te cabe en un medidor de tensión, que te cuesta encontrar ropa de tu talla, que a veces te quedas atascado en el asiento de un cine o detrás del volante de un coche e incluso que, en algunas aerolíneas, te veas obligado a pagar un billete extra.

Además está el coste para la sociedad. Cuanta más gente con sobrepeso tenga un país, más se elevarán sus costes sanitarios debido a las enfermedades relacionadas con el peso. Según el CDC, los costes médicos asociados con la obesidad están estimados en 147 mil millones de dólares. En Estados Unidos los costes médicos sufragados por las compañías de seguros de los individuos obesos fueron 1.429 dólares mayores que los costes de los individuos de peso medio.

CÓMO DESCUBRIR SU IMC: EL MÉTODO LARGO

Descubrir su IMC necesita de unas cuantas operaciones matemáticas, pero conocer esta importante cifra es fundamental para su salud. Advertencia: el IMC se calcula siempre con medidas del sistema métrico decimal.

1. Necesita saber su peso en kilogramos. Para este ejemplo vamos a imaginarnos que usted pesa 68 kilogramos. Ese es el primer número que se necesitará para calcular su IMC.
2. Su altura en metros y centímetros. Para este ejemplo pondremos que mide 1,6 metros.
3. Multiplique su altura en metros por sí misma. En este caso, 1,6 × 1,6 que da un total de 2,56. Ya casi hemos terminado.
4. Divida su peso en kilogramos (paso 1) por el número que ha obtenido en el paso 3. En este ejemplo de una persona de 1,6 metros y 68 kilos, habría que dividir 68 entre 2,56, lo que da 26,56. Ese número es el IMC de esa persona.

DESCUBRIR SU IMC: EL MÉTODO FÁCIL

Hay muchas webs que calculan el IMC y la mayoría de ellas funcionan con varios sistemas de medidas.

Ahí es donde entra en juego la chía. La chía es un producto fácil de tomar que ayuda a comer menos. Consigue este efecto de diferentes maneras. Primero, llena (literalmente); la chía se hincha doce veces su masa original dentro del estómago, proporcionando una sensación de saciedad. Además baja el nivel de azúcar en sangre, lo que puede eliminar o reducir los «antojos» de comer alimentos poco saludables.

Algunas investigaciones también muestran que el consumo de chía ayuda a atacar la «grasa media», es decir, la grasa que se acumula en la parte media del cuerpo.

Además la chía aumenta la resistencia física «lubricando» las articulaciones y los músculos y manteniendo la hidratación del cuerpo para que pueda estar más tiempo en acción sin que se produzcan incómodos calambres. Va suministrando la energía con un goteo lento pero constante de forma que usted pueda seguir corriendo, caminando, nadando, remando, patinando o haciendo cualquier cosa que le ayude a estar en forma.

TABLA DE CONVERSIÓN DE MEDIDAS

1 cucharadita	5 ml
1 cucharada	15 ml
Un cuarto (1/4) de taza	60 ml
Un tercio (1/3) de taza	80 ml
Dos tercios (2/3) de taza	160 ml
Tres cuartos (3/4) de taza	180 ml
1 taza	240 ml

¿BEBIDA ISOTÓNICA O CHÍA?

En 2011 el Departamento de Kinesiología de la Universidad de Alabama comparó los efectos de la bebida rica en carbohidratos de la marca Gatorade con una bebida isotónica mezclada con chía (mitad chía, mitad Gatorade) en un grupo de atletas en muy buena forma física. Ambas bebidas contenían la misma cantidad de calorías, pero una composición nutricional diferente. En el experimento todos los participantes tuvieron que correr una hora en la cinta y después hacer una contrarreloj de 10 kilómetros en la pista. El primer descubrimiento que hicieron fue que no había una diferencia en el rendimiento entre los atletas, independientemente de qué bebida hubieran consumido. En otras palabras, que la bebida deportiva con chía era tan efectiva como el Gatorade simple. Hay muchas posibilidades de que el «agua fresca» (para más información consultar la página 48) funcione igualmente bien, permitiendo a los atletas reducir todavía más su ingestión de azúcar y de ingredientes químicos a la vez que aumentan su nivel de fibra, proteínas, antioxidantes y ácidos grasos omega-3.

LAS REGLAS DE ORO DE LA CHÍA Y LA PÉRDIDA DE PESO

A continuación hay una lista de reglas de oro para utilizar la chía con el fin de conseguir los objetivos de pérdida de peso establecidos:

- **Nada de comida basura.** Si no se deja de comer patatas fritas y galletas de chocolate, la chía no va a servir para perder peso. Hay que pasarse a la fruta, las verduras, los cereales integrales y las proteínas magras.
- **Beber entre 8 y 12 vasos de agua al día.** La chía es hidrófila, lo que significa que absorbe agua. Hay que darle el agua que necesita para hacer su efecto.
- **Cuidado con los tamaños de las raciones.** Una ración de 85 gramos de proteínas animales (pescado, pollo o carne roja) es del tamaño de una baraja de cartas. Mucha gente come muchísimo más que eso. Una ración de fruta equivale normalmente a una pieza de tamaño medio.
- **Incluir proteínas vegetales en la dieta.** Las legumbres, los guisantes, la quinoa, el amaranto, los frutos secos (incluyendo las mantequillas hechas a partir de los frutos secos) y la chía son buenas fuentes de esas proteínas.
- **Reducir o eliminar la ingestión de alcohol.** El alcohol es una bebida muy calórica con muchos inconvenientes en lo que respecta a la pérdida de peso y

se ha demostrado que eleva el nivel de azúcar en sangre, lo que contribuye a los temidos «antojos». El alcohol en ocasiones reduce las capacidades mentales, lo que puede provocar que alguien coma más de lo que normalmente comería. De hecho un estudio descubrió que las personas consumían un 20% más de calorías en una comida si habían bebido alcohol antes. Y, añadiendo las calorías del alcohol, eso producía un aumento calórico del 33%. Además del aumento de peso, se añade un aumento del riesgo para la salud por el *lugar* donde se está ganando ese peso. Un estudio en el que participaron más de tres mil personas evidenció que consumir cantidades elevadas de alcohol está asociado con la obesidad abdominal en los hombres (de ahí la expresión jocosa «barriga cervecera»).

«Siempre me había resultado difícil hacer dieta. ¡Es que tenía tanta hambre! Cuando empecé a tomar chía para mejorar el crecimiento y la dureza de mis uñas, me di cuenta de que los días que la tomaba comía menos chocolatinas y pan (mis dos perdiciones). Desde que empecé a tomarla, hace 2 meses, he perdido 2 kilos.»

—LAUREN DIAZ, Albany, Nueva York, EE.UU.

- **Limitar la cafeína.** Beber el equivalente a dos tazas de café al día puede aumentar los niveles de azúcar en sangre, lo que a su vez despertará las ganas de comer alimentos azucarados y llenos de almidones (es decir: alimentos que engordan). ¿Cómo? La cafeína le dice a la adrenalina y la hormona glucogénica que liberen el azúcar que están almacenado en el hígado. ¿El resultado? Un alto nivel de glucosa en la sangre.
- **Aumentar la ingestión de verduras.** El cuerpo merece la riqueza de vitaminas, minerales, fibra y fitonutrientes que tienes estos maravillosos alimentos.
- **Nada de refrescos *light*.** Un estudio de la Asociación Americana de Diabetes (ADA, según sus siglas en inglés) ha descubierto que las personas que beben refrescos *light* pesan más, de media, que las personas que no. La ADA analizó las medias de altura, peso y circunferencia de las cintura de la población en general en comparación con las de las personas que tomaban refrescos *light* en un período de nueve años y medio y descubrió que los adultos que bebían grandes cantidades de refrescos *light* al día aumentaban más su circunferencia de cintura que los que no. El estudio afirma que aunque los refrescos *light* no tengan calorías, no evitan el aumento de peso. Además contribuyen a la diabetes, las enfermedades cardíacas, el cáncer y otras afecciones crónicas. Un estudio de la Asociación Americana para el Ictus descubrió que las personas que tomaban un refresco *light* todos los días tenían un riesgo un 61% mayor de tener «accidentes cardiovasculares» como por ejemplo ictus o ataque cardíaco, que aquellos que no bebían refrescos *light* nunca.
- **Nada de refrescos normales tampoco.** Una lata de 34 gramos de refresco tiene entre 140 y 165 calorías, además de una enorme cantidad de ingredientes artificiales que el cuerpo no necesita. Es mejor beber agua (con semillas de chía o sin ellas).

LA CHÍA REDUCE LA NECESIDAD INCONTROLADA DE COMER

En el número de enero de 2010 del *European Journal of Clinical Nutrition* (la revista europea de nutrición clínica) aparece un estudio realizado a once hombres y mujeres con un peso saludable. Durante 12 semanas los sujetos del estudio consumieron 0, 7, 15 ó 24 gramos de chía. Se analizaron muestras de sangre y se midieron las tasas de apetito varias veces en el período de las dos horas siguientes a haber consumido chía. ¿Y qué descubrieron? Que los niveles de azúcar se redujeron en todos los que habían consumido chía, independientemente de la dosis. Las tasas de apetito también se redujeron significativamente, incluso 120 minutos después de haber consumido chía. Muchas de las personas que toman chía regularmente cuentan que «reduce los efectos» del hambre, lo que permite que se sacien con menos comida.

CÓMO HAN CAMBIADO NUESTRAS DIETAS

Antes de la electricidad y el agua corriente, y tal vez incluso antes de la rueda, los humanos comían de una forma muy diferente a como lo hacen hoy. Uno de los cambios más dramáticos en la dieta de los humanos ha sido la ratio entre ácidos grasos esenciales (AGE) omega-6 y omega-3. Nuestros cuerpos necesitan ambos AGE. Sin embargo nuestra dieta actual tiene mucho más ácidos grasos omega-6 (que se encuentran en el pollo alimentado con cereales, la carne, y en aceites para cocina producidos industrialmente como el aceite de colza y de cártamo, así como en el maíz y los productos de soja) que los que tenía la dieta de nuestro período evolutivo.

Históricamente, durante la era de la caza y la recolección, esta ratio estaba en 1:1 o incluso 1:2 a favor de los ácidos grasos omega-3, los que provienen de las plantas y los animales que comen plantas silvestres.

Hoy en día este equilibrio ha pasado a ser 10:1 ¡o incluso 20:1! Lo que significa que consumimos 10 o 20 veces más ácidos grasos omega-6 que omega-3.

¿Y por qué esto es un problema? Las investigaciones demuestran que una proporción demasiado alta de ácidos grasos omega-6 frente a una baja de omega-3 puede causar, entre otras muchas enfermedades, afecciones cardíacas. Es probable que sea porque los ácidos grasos omega-6 tienen propiedades inflamatorias, mientras que los omega-3 tienen justo las contrarias. Con la altísima dosis de ácidos grasos omega-6 que consumimos, es probable que muchos de nosotros experimentemos algún tipo de inflamación, la raíz de muchas afecciones de salud.

* **Prohibidas las grasas hidrogenadas**, también conocidas como grasas trans. Son grasas fabricadas industrialmente que se utilizan para aumentar la vida útil de las comidas basura y los tentempiés. Los estudios han demostrado que las grasas trans endurecen las arterias, elevan los niveles de colesterol y aumentan el riesgo de enfermedades del corazón.

- **No pasarse con los zumos de frutas.** Tienen muchas calorías y son puro azúcar de la fruta.
- **Moverse sin parar.** En el capítulo 4 hay varios programas de ejercicios. Es conveniente elegir uno y hacer ejercicio regularmente para perder peso y tonificar los músculos.

LA CHÍA, UN COMPLEMENTO PARA LAS DIETAS MÁS POPULARES

Si ya está siguiendo un programa de pérdida de peso la chía puede ser justo lo que necesita para asegurar el éxito. Solo con añadir chía a lo que tenga que comer usted conseguirá llenarse y crear esa sensación de saciedad para no comer más de lo que necesita. Además así regulará sus niveles de azúcar en sangre y no quedará a merced de los antojos de comidas dulces o llenas de almidones. Si quiere una receta para el éxito, siga leyendo.

Fase uno

En esta fase empezará a acostumbrarse a la chía y su cuerpo se irá poco a poco aclimatando a la dosis extra de fibra que proporciona. En cada uno de los pasos que se enumeran a continuación dentro de las fases uno, dos y tres usted, para tomarse la cantidad recomendada de chía, puede espolvorear la chía sobre su comida o mezclarla con los alimentos. Si lo prefiere también puede echarla en un vaso pequeño de agua o de zumo y bebérsela. Deberá mantenerse en esta fase dos semanas antes de pasar a la fase dos.

«Mi experiencia con la chía ha sido muy positiva. Empecé con ella hace como un año, espolvoreando una cucharada de chía todos los días en la ensalada que como para cenar. Lo que descubrí es que ya no tenía ganas de comer mi ración de helado de las 9 de la noche. Tenía el estómago lleno y ya no tenía el antojo de helado que había tenido antes. Pasados unos meses empecé a añadir una cucharada de chía al batido que tomo para desayunar y me di cuenta de que ya no me apetecía la barrita de cereales de las 10.30 de la mañana. Hace un mes añadí otra cucharada, esta vez en la comida. Y he notado que no tengo antojo de patatas fritas o de una chocolatina a las 3 de las tarde y que ahora es suficiente con un zumo de tomate o de alguna otra verdura. No son cambios muy drásticos, pero han conseguido que pierda 8 kilos sin cambiar nada de lo que como en el desayuno, la comida o la cena.»

—SARA CARAVILLE, Seattle, estado de Washington, EE.UU.

- **Desayuno:** Media cucharada sopera de semilla de chía entera o molida con el desayuno.
- **Comida:** Medica cucharada sopera de semilla de chía entera o molida con la comida.
- **Cena:** Media cucharada de semilla de chía entera o molida con la cena.

Fase dos

En esta fase el cuerpo ya está acostumbrado a la chía, así que es un buen momento para añadir más. Notará un aumento en los beneficios, a la vez que experimentará una mayor saciedad en las comidas. Manténgase en la fase dos durante un mes antes de pasar a la fase tres.

- **Desayuno:** Media cucharada sopera de semilla de chía entera o molida con el desayuno.
- **Tentempié de media mañana:** Media cucharada sopera de semilla de chía entera o molida con el tentempié.
- **Comida:** Media cucharada sopera de semilla de chía entera o molida con la comida.
- **Merienda:** Media cucharada sopera de semilla de chía entera o molida con la merienda.
- **Cena:** Media cucharada de semilla de chía entera o molida con la cena.

Fase tres

En esta fase alcanzará los 45 gramos al día de chía que los científicos han identificado como la cantidad que ayuda de mejor forma a la pérdida de peso y su mantenimiento. Notará un aumento en los beneficios para la salud y experimentará mayor saciedad en las comidas. Manténgase en esa fase tres hasta que alcance su objetivo de pérdida de peso.

- **Desayuno:** Una cucharada sopera de semilla de chía entera o molida con el desayuno.
- **Tentempié de media mañana:** Media cucharada sopera de semilla de chía entera o molida con el tentempié.
- **Comida:** Una cucharada sopera de semilla de chía entera o molida con la comida.
- **Merienda:** Media cucharada sopera de semilla de chía entera o molida con la merienda.
- **Cena:** Una cucharada sopera de semilla de chía entera o molida con la cena.

«He estado tomando semillas de chía todos los días durante un año y medio. Hace nueve meses me hice unas pruebas para controlar mi colesterol y había bajado de los 204 del año anterior a 178. Llevaba 3 años cuidando mi alimentación para intentar que mi colesterol bajara de 200, pero todo había sido en vano. Estoy segura de que estará aún más bajo cuando me haga análisis de nuevo en enero. También hago tartas y pasteles con la chía y la utilizo para darme energía durante mis carreras de larga distancia. Es un alimento maravilloso para que los atletas consigan mayor resistencia.»

—RENEE STEVENS, comentario escrito en www.azchia.com

ALIMENTOS CON ALTO CONTENIDO EN FIBRA

Si se llena el estómago con fibra, tendrá menos propensión a llenárselo con alimentos azucarados que engordan y que pondrán en riesgo sus esfuerzos para perder peso. A continuación incluyo una lista de mis alimentos con fibra favoritos:

- **Chía:** 1 cucharada sopera tiene 5000 miligramos (es decir, 5 gramos) de fibra total.
- **Aguacate:** Medio aguacate contiene 11 gramos de fibra.
- **Alcachofa:** Media alcachofa asciende a 10 gramos de fibra.
- **Frambuesas:** 1 taza de estas frutas del bosque tiene 8 gramos de fibra.
- **Moras:** 1 taza de los frutos de la zarzamora tiene 8 gramos de fibra.
- **Lentejas:** Estas legumbres no solo son ricas en proteínas. Media taza de ellas tiene 8 gramos de fibra.
- **Judías negras:** 7 gramos de fibra en media taza.
- **Brócoli:** 1 taza de esta verdura de la familia de las *Brassica* tiene 6 gramos de fibra.
- **Pera:** Media pera tiene 4,5 gramos de fibra.
- **Manzana:** Puede elegir la variedad que más le guste. Media pieza de esta fruta aporta 4 gramos de fibra.
- **Almendras:** Un cuarto de taza aporta 4,25 gramos de fibra.
- **Semillas de sésamo:** 25 gramos proporcionan aproximadamente 4 gramos de fibra.
- **Copos de coco:** 25 gramos de coco sin azucarar aporta 5 gramos de fibra.

MENÚS SEMANALES OPCIONALES

No hace falta que siga ninguna receta en concreto para disfrutar de la chía en sus comidas, ni tampoco necesita un plan de menús para utilizar la chía como apoyo a la hora de perder peso. Todo lo que necesita es leer el cuadro «Las reglas de oro de la chía y la pérdida de peso» de la página 27, ya que el «programa» de pérdida de peso con la chía consiste simplemente en elegir alimentos saludables, añadir la chía a la dieta (como se describe en el apartado «La chía, un complemento para las dietas más populares» de la página 30) y hacer ejercicio regularmente. Pero si le gusta seguir recetas y le parece que así le resulta más fácil y más llevadera la pérdida de peso y eso le ayuda a lograr sus objetivos de salud, échele un vistazo al capítulo 5 «Cocinar, comer y estar más sano con la chía», a partir de la página 72, donde encontrará varios ejemplos deliciosos.

En este proceso hay tres fases que están pensadas para que el cuerpo se vaya acostumbrando a la cantidad de chía que va a tomar.

Menús opcionales de la fase uno

En esta fase empezará a acostumbrarse a la chía y su cuerpo se irá poco a poco aclimatando a la dosis extra de fibra que proporciona. Deberá mantenerse en esta fase dos semanas antes de pasar a la fase dos.

❖ Día uno ❖

Desayuno
- Superbatido verde (página 72)
- Huevos revueltos
- Taza de té

Tentempié de media mañana
- Pieza de fruta

Comida
- Sopa de invierno con frijoles de Lima (página 97)
- Sándwich de pavo con lechuga y tomate

Merienda
- Zanahorias *baby* con hummus con chía (página 102)

Cena
- Hamburguesa de judías con chipotle y chía (página 123)
- Espinacas salteadas

❖ **Día dos** ❖

Desayuno
- Batido básico de proteínas con chía (página 73)
- 2 salchichas de pavo

Tentempié de media mañana
- Pieza de fruta

Comida
- Rollito energético (página 100)
- Taza de sopa de tomate

Merienda
- Zanahorias *baby* o rodajas de jicama con guacamole (página 115)

Cena
- Ensalada César con chía (página 124)
- Sopa Mulligatawny con chía (página 99)

REBOSANTE DE PROTEÍNAS

Las semillas de chía contienen alrededor de un 20% de proteínas, muchas más que otros cereales como el trigo o el arroz. Las semillas de chía también contienen estroncio que ayuda al cuerpo a asimilar las proteínas y a producir grandes cantidades de energía.

❖ **Día tres** ❖

Desayuno
- 1 taza de zumo de tomate bajo en sodio, de zumo de ocho vegetales u otro zumo de verduras
- *Frittata* con chía (página 91)

Tentempié de media mañana
- Tiritas de verduras crudas

Comida
- Sándwich de proteínas con ensalada y chía (página 102)
- Pieza de fruta

Merienda
- 1 taza de palomitas de maíz (preparadas sin aceite ni mantequilla)

Cena

- Porción de 50 gramos de salmón a la plancha
- Media taza de arroz integral
- Ensalada verde con vinagreta

«Tras el nacimiento de mi hija el año pasado empecé a notar problemas con varias cosas: la fatiga, la pérdida del peso ganado durante el embarazo y simplemente me costaba estar tranquila. La chía me ayudó con todas estas cosas. Empecé poco a poco, con una cucharada sopera una vez al día, y después fui subiendo hasta tres cucharadas soperas, una con cada comida. Aunque mi hija seguía sin dormir toda la noche, noté un aumento de mi energía, he perdido 6 de los 9 kilos que gané y tengo una maravillosa sensación de bienestar; simplemente no me estreso tanto como antes.»

—BELLA D'AGOSTINO, San Francisco, California, Estados Unidos.

❖ Día cuatro ❖

Desayuno

- 1 taza de zumo de tomate bajo en sodio, de zumo de ocho vegetales u otro zumo de verduras.
- Gachas de avena con chía (página 93)

Tentempié de media mañana

- Rodajas de manzana con mantequilla de cacahuete

Comida

- Ensalada de arroz con chía (página 105)
- Pieza de fruta

Merienda

- 25 gramos de anacardos

Cena

- 1 taza de chile vegetariano
- Tortillas de maíz

❖ Día cinco ❖

Desayuno

- 1 taza de zumo de tomate bajo en sodio, de zumo de ocho vegetales u otro zumo de verduras.
- Huevos revueltos con chía (página 91)

Tentempié de media mañana
• Pieza de fruta

Comida
• Sopa rápida (página 96)
• Macedonia de frutas con chía (página 107)

Merienda
• Bastoncitos de zanahoria con hummus con chía (página 102)

Cena
• Hamburguesa de judías negras (página 123)
• Verduras verdes salteadas

¿SABÍA QUE...?

¿...la chía tiene ocho veces más antioxidantes y ácidos grasos omega-3 antiinflamatorios que el salmón? Tendría que comer 790 gramos de salmón del Atlántico para conseguir la misma cantidad de ácidos grasos omega-3 que hay en 100 gramos (9 cucharadas soperas) de chía.

❖ **Día seis** ❖

Desayuno
• Superbatido verde (página 72)
• Avena

Tentempié de media mañana
• Pieza de fruta

Comida
• Ensalada verde grande con media taza de pollo
• Bastoncitos de zanahoria

Merienda
• 25 gramos de frutos secos variados

Cena
• Estofado de ternera

ESTABILIZADOR DEL NIVEL DE AZÚCAR EN SANGRE

Un estudio de 2007 publicado en la revista Diabetes Care monitorizó a veinte personas con diabetes tipo 2. Los sujetos se dividieron en dos grupos: un grupo que tomaba chía y otro que tomaba salvado de trigo. Durante 12 semanas los sujetos tomaron 37 gramos de chía o de salvado de trigo. Al final del estudio aquellos que tomaban chía habían reducido su presión sanguínea sistólica y la inflamación. Y aunque no perdieron una gran cantidad de peso, tenían los niveles de azúcar más estables que el grupo de control. Una de las causas más comunes de las necesidades incontroladas de comer es un nivel errático de glucosa en sangre. Al estabilizar este nivel se produce una potencial disminución de los antojos y las necesidades incontroladas de comer, un efecto secundario que han experimentado muchos consumidores de chía.

❖ **Día siete** ❖

Desayuno
- Batido básico de proteínas con chía (página 73)
- Pieza de fruta

Tentempié de media mañana
- Zanahorias *baby*

Comida
- Sándwich de pechuga de pavo con lechuga y tomate
- Pieza de fruta

Merienda
- Rodajas de jicama con guacamole (página 115)

Cena
- Pastel de carne
- Ensalada verde con salsa Zippy (página 108)

«En cierta forma yo veo la chía como un milagro. Me ayuda a quedarme satisfecha con menos comida, a estar saciada más tiempo (así no me apetece tanto picar como antes) y me da más energía para hacer ejercicio. Nada de esto es una forma extrema ni milagrosa para perder peso, pero todo en conjunto me ha ayudado a perder 8 kilos en menos de cinco meses sin volverme loca o hacer demasiados esfuerzos.»

—JANET CISCO

Las Vegas, Nevada, Estados Unidos.

Menús opcionales de la fase dos

En esta fase su cuerpo ya está más cómodo con la chía, así que es un buen momento para añadir más. Notará un aumento de los beneficios además de una mayor saciedad en las comidas. Permanezca en la fase dos un mes antes de pasar a las fase tres.

❖ **Día uno** ❖

Desayuno
- Superbatido verde (página 72)
- Media taza de avena
- Taza de té

Tentempié de media mañana
- Pieza de fruta

Comida
- Sopa de invierno con frijoles de Lima (página 97)
- Sándwich de pavo pequeño con lechuga y rodajas de tomate

Merienda
- Zanahorias *baby* y hummus con chía (página 102)

Cena
- Hamburguesa de judías con chipotle y chía (página 123)
- Espinacas salteadas

❖ **Día dos** ❖

Desayuno
- Batido básico de proteínas con chía (página 73)
- Pieza de fruta

Tentempié de media mañana
- Bastoncitos de zanahoria y apio con mantequilla de cacahuete

Comida
- Rollito energético (página 100)
- Pieza de fruta

Merienda

- Zanahorias *baby* o rodajas de jicama con guacamole con chía (página 115)

Cena

- Ensalada César con chía (página 124)

❖ Día tres ❖

Desayuno

- 1 taza de zumo de tomate bajo en sodio, de zumo de ocho vegetales u otro zumo de verduras
- *Frittata* con chía (página 91)

Tentempié de media mañana

- Tiritas de verduras

Comida

- Sándwich de proteínas con ensalada y chía (página 102)
- Pieza de fruta

Merienda

- 25 gramos de pipas de calabaza tostadas

Cena

- Porción de aproximadamente 50 gramos de salmón a la plancha
- Pilaf mexicano de cereales (página 104)
- Ensalada verde con salsa Zippy (página 108)

❖ Día cuatro ❖

Desayuno

- 1 taza de zumo de tomate bajo en sodio, de zumo de ocho vegetales u otro zumo de verduras
- Gachas de avena con chía (página 93)

Tentempié de media mañana

- Pieza de fruta

Comida

- Ensalada de arroz con chía y media taza de judías negras (página 105)

Merienda

- Tiritas de verduras crudas

Cena

- Chili vegetariano con chía (página 118)
- Tortillas de maíz

❖ **Día cinco** ❖

Desayuno

- 1 taza de zumo de tomate bajo en sodio, de zumo de ocho vegetales u otro zumo de verduras
- Huevos revueltos con chía (página 91)

Tentempié de media mañana
- Pieza de fruta

Comida

- Sopa rápida (página 96)
- Ensalada verde con media taza de pollo, pavo o jamón

Merienda
- 25 gramos de almendras crudas

Cena

- Pastel de carne y puré de patatas con chía (página 119)
- Ensalada verde

❖ **Día seis** ❖

Desayuno

- Superbatido verde (página 72)
- Huevos revueltos

Tentempié de media mañana
- Pieza de fruta

Comida

- Sándwich de pavo pequeño con lechuga y tomate
- Sopa Mulligatawny con chía (página 99)

Merienda

• Apio con mantequilla de almendra

Cena

• Quesadilla con chía y guacamole con chía (página 114)
• Verduras a la plancha

¿DIS... QUÉ?

Muchos estudios sobre la chía han descubierto que ayuda a prevenir o tratar la dislipidemia. Puede que esta palabra suene extraña, pero su significado es muy común: los niveles anormales de colesterol, típicamente llamado «colesterol alto» (también conocido como «nivel alto de colesterol en sangre»).

PALABRAS DEL FAMOSO DOCTOR OZ SOBRE LA CHÍA

«Las Chia Pets no tienen un propósito claro, pero ¿y las semillas de chía? Eso sí que es algo que debería volvernos locos. La chía, una semilla vegetal que no necesita ningún tipo de procesamiento, con sabor a frutos secos, llena de nutrientes y de ácidos grasos omega-3, tiene una de las mayores actividades antioxidantes de todos los alimentos, superando en mucho incluso a los arándanos frescos. Un estudio ha demostrado que 30 gramos de semilla de chía tomados con el pan reducen el pico de azúcar que aparece una hora después de comer. Otro estudio ha señalado que la chía reduce la tensión arterial y el riesgo de enfermedades del corazón. Mi recomendación: dos dosis diarias de unos 20 gramos (más o menos dos cucharadas soperas) de semillas para todo el mundo.»

—DOCTOR MEHMET OZ, autor de *You: Staying Young*.

❖ <u>Día siete</u> ❖

Desayuno

• Batido básico de proteínas con chía (página 73)
• Pieza de fruta

Tentempié de media mañana

• Zanahorias con hummus con chía (página 102)

Comida

• Falsas enchiladas con chía (página 121)

Merienda

• Pieza de fruta

Cena

• Pastel de carne con chía (página 117)
• Brócoli salteado

> «El amigo que sale a correr con mi marido le recomendó el año pasado, cuando se estaban preparando para el maratón de la ciudad de Nueva York, que empezara a tomar chía. Yo mismo noté que se le veía mucho más sano. Tenía el pelo más grueso, la piel mejor e incluso se le notaba más calmado. Así que yo empecé a tomar chía también. Me la echaba en la avena o el yogur por la mañana. La gente ha empezado a decir que se me ve muy joven. Yo noto claramente el cambio en el pelo y en la piel y parece incluso que me brillan más los ojos. Pero lo que no esperaba era perder peso. Perdí 3 kilos el primer mes tras empezar a tomarla. Creo que es porque me llena y hace que me sienta así durante más tiempo, así que no tengo tantas ganas de picar como antes.»
>
> —RITA MINARDI, Stamford, Connecticut, Estados Unidos.

Menús opcionales de la fase tres

En esta fase alcanzará los 45 gramos al día de chía que los científicos han identificado como la cantidad que ayuda de mejor forma a la pérdida de peso y el mantenimiento. Notará un aumento en los beneficios de salud y experimentará mayor saciedad en las comidas. Manténgase en esa fase tres hasta que alcance su objetivo de pérdida de peso.

❖ **Día uno** ❖

Desayuno

• Superbatido verde (página 72)
• Tostadas francesas con chía (página 89)
• Taza de té

Tentempié de media mañana

• Chía fresca (página 71)
• Pieza de fruta

Comida

• Sopa de invierno con frijoles de Lima (página 97)
• Sándwich de mantequilla de cacahuete y gelatina de chía (página 130)

Merienda

- Zanahorias *baby* con hummus con chía (página 102)

Cena

- Hamburguesa de judías con chipotle y chía (página 123)
- Espinacas salteadas

❖ **Día dos** ❖

Desayuno

- Batido básico de proteínas con chía (página 73)
- Tomates gratinados con chía al estilo australiano (página 96)

Tentempié de media mañana

- Batido verde de chocolate especiado (página 76)

Comida

- Rollito energético (página 100)
- Pieza de fruta

Merienda

- Zanahorias *baby* o rodajas de jicama y guacamole con semilla de chía (página 115)

Cena

- Ensalada César con chía (página 124)
- Sopa Mulligatawny con chía (página 99)

❖ **Día tres** ❖

Desayuno

- 1 taza de zumo de tomate bajo en sodio, de zumo de ocho vegetales u otro zumo de verduras
- *Frittata* con chía (página 91)

Tentempié de media mañana

- Chía fresca (página 71)
- Magdalena de proteínas (página 81)

Comida

- Sándwich de proteínas con ensalada y chía (página 102)
- Macedonia de frutas con chía (página 107)

Merienda

- Bocaditos de proteínas (página 109)

Cena

- Porción de aproximadamente 50 gramos de salmón a la plancha
- Pilaf mexicano de cereales (página 104)
- Ensalada verde con salsa Zippy (página 108)

❖ **Día cuatro** ❖

Desayuno

- 1 taza de zumo de tomate bajo en sodio, de zumo de ocho vegetales u otro zumo de verduras
- Gachas de avena con chía (página 93)

Tentempié de media mañana

- Chía fresca (página 71)
- Magdalena con semillas de chía (página 79)

Comida

- Ensalada de arroz con chía (página 105)
- Pieza de fruta

Merienda

- Ensalada marroquí de zanahoria (página 106)

Cena

- Chili vegetariano con chía (página 118)
- Pan de maíz con chía (página 82)

❖ **Día cinco** ❖

Desayuno

- 1 taza de zumo de tomate bajo en sodio, de zumo de ocho vegetales u otro zumo de verduras
- Huevos revueltos con chía (página 91)

Tentempié de media mañana

- Chía fresca (página 71)
- Pieza de fruta

Comida

- Sopa rápida (página 96)
- Macedonia de frutas con chía (página 107)

Merienda

- Delicia de almendra (página 73)

Cena

- Pastel de carne y puré de patatas (página 119)
- Ensalada verde con salsa Sunshine con chía (página 107)

¿QUÉ SON LOS ANTIOXIDANTES?

Para comprender qué son los antioxidantes es importante entender primero los agentes oxidantes. La oxidación es una reacción química que transfiere electrones o hidrógeno desde una sustancia a un agente de oxidación. Las reacciones de oxidación puede producirlas radicales libres u oxidantes. A su vez estos radicales pueden empezar reacciones en cadena. Cuando se produce una reacción en cadena en una célula, es posible que se produzca daño o muerte celular. Un antioxidante es una molécula capaz de inhibir la oxidación de otras moléculas.

La forma más fácil de obtener estas moléculas protectoras es extraerlas de las plantas. La chía, la de semilla negra en especial, es una gran fuente de antioxidantes. Las frutas de colores brillantes y oscuros y las verduras también son ricas en estos poderosos nutrientes. Tomar varias raciones al día de alimentos con muchos antioxidantes es una de las formas más efectivas de mantener el bienestar.

❖ **Día seis** ❖

Desayuno

- Superbatido verde (página 72)
- Gachas de avena con chía (página 93)

Tentempié de media mañana

- Chía fresca (página 71)
- Pieza de fruta

Comida

- Ensalada verde grande con media taza de pollo y salsa Sunshine con chía (página 107)
- 1 rodaja de bizcocho de calabaza (página 84)

Merienda

- Batido de ponche con pera y jengibre (página 75)

Cena

- Sopa cremosa de champiñones y anacardos (página 98)
- Quesadilla con chía y guacamole con chía (página 114)

❖ **Día siete** ❖

Desayuno

- Batido básico de proteínas con chía (página 73)
- Pieza de fruta

Tentempié de media mañana

- Barrita de cereales con chía (página 85)

Comida

- Falsas enchiladas con chía (página 121)

Merienda

- Citrus Julius (página 74)

Cena

- Pastel de carne con chía (página 117)
- Ensalada verde con salsa Zippy (página 108)

EL MEJOR AMIGO DE LAS PERSONAS QUE ESTÁN A DIETA

Comer fibra ayuda a crear esa sensación de plenitud y saciedad que elimina el hambre, lo que reduce las probabilidades de ir a buscar chocolatinas, galletas, patatas fritas o comida basura empaquetada para picar.

Afortunadamente la chía está cargada de fibra, tanto del tipo soluble (que se hincha con el agua) como del tipo insoluble (que no se hincha). Una sola cucharada sopera (12 gramos) tiene 5.000 miligramos de fibra total, la misma cantidad de fibra que hay en:

- 10 tazas de copos de maíz.
- 10 rodajas de pan blanco para sándwich.
- 1 taza y cuarto de All Bran de Kellog's.
- 1 melón cantalupo entero.
- 1 taza y cuarto de avena cocida.
- 2 tazas y media de arroz blanco cocido.
- 2 taza y media de zanahorias cocidas.
- 2 plátanos y medio de tamaño normal.
- 4 tazas de palomitas de maíz.
- 3 tomates de tamaño medio aproximadamente.

CAPÍTULO 3

CÓMO UTILIZAR LA CHÍA PARA MANTENER EL PESO IDEAL

Todo el mundo que ha perdido peso sabe que perderlo es difícil, pero mantenerse en el peso conseguido es todavía más complicado. Por suerte la chía puede ayudarnos con eso.

El plan de mantenimiento de este capítulo es para aquellas personas a las que les gusta el peso que tienen actualmente. También es perfecto para las personas que han pasado por las fases descritas en los capítulos 2 y 4 y que quieren seguir estando sanos, en forma y motivados para preservar su buena salud.

LA FASE DE MANTENIMIENTO

En esta fase deberá continuar con los 45 gramos al día de chía que los científicos han identificado como la cantidad que ayuda de mejor forma a la pérdida de peso y el mantenimiento. En cada uno de los pasos que se enumeran a continuación en las fases uno, dos y tres usted puede tomar la chía espolvoreándola sobre la comida o mezclándola con los alimentos. Si lo prefiere también puede echarla en un vaso pequeño de agua o de zumo y bebérsela. Notará un aumento en los beneficios de salud y experimentará mayor saciedad en las comidas. Puede utilizar este método con sus alimentos saludables favoritos o incorporarlo al menú de la dieta que esté siguiendo.

- **Desayuno:** 1 cucharada sopera de semilla de chía entera o molida con el desayuno.
- **Tentempié de media mañana:** Media cucharada sopera de semilla de chía entera o molida con el desayuno.
- **Comida:** 1 cucharada sopera de semilla de chía entera o molida con el desayuno.
- **Merienda:** Media cucharada sopera de semilla de chía entera o molida con el desayuno.
- **Cena:** 1 cucharada sopera de semilla de chía entera o molida con el desayuno.

«Mi abuela solía hacernos "agua fresca" prácticamente todos los días del verano y yo nunca le di demasiada importancia. Pero cuando Stephanie, mi dietista, me sugirió que empezara a tomar "agua fresca" para ayudarme a combatir la fatiga que empezaba a sentir a eso de las 3 de la tarde, recordé que mi abuela solía decir que esa bebida era un "empujoncito". Cuando empecé a consumir chía, no solo noté que tenía la resistencia para aguantar todo el día, sino que pronto me di cuenta de que había dejado de querer comer dulces a media tarde. También empecé a sentirme tan sana y llena de energía que me decidí a dar un paseo a mediodía. Ahora me alegra poder decir que he perdido 5 kilos en solo un par de meses.»

—MARÍA RODRÍGUEZ, Ciudad de México, México.

Menús opcionales para mantener el peso ideal

En esta fase en la que ya habrá alcanzado la cantidad de chía que mejor ayuda a la pérdida de peso y el mantenimiento del mismo, seguirá viendo un aumento de los beneficios y experimentando una gran saciedad en las comidas.

❖ Día uno ❖

Desayuno
- Superbatido verde (página 72)
- Polenta para el desayuno con chía (página 121)
- Taza de té

Tentempié de media mañana
- Chía fresca (página 71)
- Pieza de fruta

Comida
- Sopa de invierno con frijoles de Lima (página 97)
- Sándwich de mantequilla de cacahuete y gelatina de chía (página 130)

Merienda
- Zanahorias *baby* con hummus con chía (página 102)

Cena
- Hamburguesa de judías con chipotle y chía (página 123)
- Espinacas salteadas

❖ Día dos ❖

Desayuno
- Batido básico de proteínas con chía (página 73)
- Tomates gratinados con chía al estilo australiano (página 96)

Tentempié de media mañana
- Batido verde de chocolate especiado (página 76)

Comida
- Rollito energético (página 100)
- Pieza de fruta

Merienda
- Zanahorias *baby* o rodajas de jicama con guacamole con semilla de chía (página 115)

Cena
- Ensalada César con chía (página 124)
- Sopa Mulligatawny con chía (página 99)

❖ Día tres ❖

Desayuno
- 1 taza de zumo de tomate bajo en sodio, de zumo de ocho vegetales u otro zumo de verduras
- *Frittata* con chía (página 91)

Tentempié de media mañana
- Chía fresca (página 71)
- Magdalena de proteínas (página 81)

CALMANTE PARA EL DOLOR DE ARTICULACIONES

Muchas personas con artritis y otras enfermedades de las articulaciones dicen que notan una reducción del dolor y de la inflamación tras unas pocas semanas tomando semillas de chía. La alta concentración de ácidos grasos omega-3 de la chía ayuda a «lubricar» las articulaciones y mantenerlas flexibles. Además los ácidos grasos omega-3 se convierten en prostaglandinas, sustancias que se sabe que alivian el dolor y tienen efectos antiinflamatorios.

Comida

- Sándwich de proteínas con ensalada y chía (página 102)
- Macedonia de frutas con chía (página 107)

Merienda

- Bocaditos de proteínas (página 109)

Cena

- Porción de aproximadamente 50 gramos de salmón a la plancha
- Pilaf mexicano de cereales (página 104)
- Ensalada verde con salsa Zippy (página 108)

❖ Día cuatro ❖

Desayuno

- 1 taza de zumo de tomate bajo en sodio, de zumo de ocho vegetales u otro zumo de verduras
- Gachas de avena con chía (página 93)

Tentempié de media mañana

- Chía fresca (página 71)
- Magdalena con semillas de chía (página 79)

Comida

- Ensalada de arroz con chía (página 105)
- Pieza de fruta

Merienda
- Ensalada marroquí de zanahoria (página 106)

Cena
- Chili vegetariano con chía (página 118)
- Pan de maíz con chía (página 82)

❖ **Día cinco** ❖

Desayuno
- 1 taza de zumo de tomate bajo en sodio, de zumo de ocho vegetales u otro zumo de verduras
- Huevos revueltos con chía (página 91)

Tentempié de media mañana
- Chía fresca (página 71)
- Pieza de fruta

Comida
- Sopa rápida (página 96)
- Macedonia de frutas con chía (página 107)

Merienda
- Delicia de almendra (página 73)

Cena
- Polenta con judías blancas y chía (página 121)
- Ensalada verde con salsa Sunshine con chía (página 107)

❖ **Día seis** ❖

Desayuno
- Superbatido verde (página 72)
- Gachas de avena con chía (página 93)

Tentempié de media mañana
- Chía fresca (página 71)
- Pieza de fruta

Comida
- Ensalada verde grande con media taza de pollo y salsa Sunshine con chía (página 107)
- 1 rodaja de bizcocho de calabaza (página 84)

Merienda

* Batido de ponche con pera y jengibre (página 75)

Cena

* Sopa cremosa de champiñones y anacardos (página 98)
* Quesadilla con chía y guacamole con chía (páginas 114-115)

SEMILLAS QUE ACTÚAN COMO CEREALES

Una dieta de alimentos completos rica en semillas que no sean granos de cereal (por ejemplo las semillas «similares» a los cereales) es una de las mejores formas de perder peso. También es la mejor forma de proporcionarle al cuerpo los nutrientes y la fibra que necesita para estar sano y funcionar de forma eficiente. A continuación incluyo una lista de semillas similares a los cereales que complementan perfectamente a la chía. Les recomiendo que las prueben.

* **Amaranto:** Igual que la chía, el amaranto es una semilla. También era una de las favoritas de los aztecas. Y también como la chía, el amaranto está cargado de proteínas (8 gramos en un cuarto de taza), fibra (7 gramos en un cuarto de taza), hierro (20% de la cantidad diaria recomendada en un cuarto de taza) y una gran cantidad de aminoácidos.
* **Quinoa:** Es técnicamente una semilla, no un grano de cereal. Otra sorpresa: está relacionada con las espinacas y las acelgas. Es rica en minerales, fibra, proteínas y aminoácidos. Se cultiva en las regiones montañosas andinas de Perú, Chile y Bolivia desde hace más de 5000 años y lleva mucho tiempo siendo el alimento básico en la dieta de los nativos americanos. Los incas la consideraban un alimento sagrado y se referían a ella como la «semilla madre».
* **Mijo:** Es una semilla rica en magnesio, un mineral que actúa como cofactor para más de trescientas enzimas, incluyendo las enzimas que intervienen en la utilización de la glucosa y la secreción de la insulina.
* **Alforfón:** Está relacionado con la acedera y el ruibarbo. Es rico en fitonutrientes como los flavonoides, así como en minerales. Tiene un sabor fuerte que es muy apreciado por muchos y resulta un alimento básico en la cocina de Europa Oriental.

«Empecé a tomar chía hace 7 meses para bajar mi tensión arterial. Quería reducir mi medicación o librarme de ella del todo. Y he conseguido esa reducción, lo que me alegra mucho. Lo que no esperaba era la pérdida de peso. He perdido 6 kilos en el tiempo que llevo tomándola. Ya no tengo las ganas de picar entre las comidas que tenía antes. Además me resulta más fácil hacer ejercicio todos los días. Antes quería parar a los 20 minutos. Notaba un pinchazo en un costado o me daba sed o tenía calambres, o simplemente me cansaba. Ahora puede seguir durante 30 o 45 minutos, 1 hora incluso, sin parar. Así que estoy haciendo mucho más ejercicio del que hacía antes.»

—JAMES SALTZER, San Diego, California, Estados Unidos.

❖ Día siete ❖

Desayuno

- Batido básico de proteínas con chía (página 73)
- Pieza de fruta

Tentempié de media mañana

- Barrita de cereales con chía (página 85)

Comida

- Falsas enchiladas con chía (página 121)

Merienda

- Citrus Julius (página 74)

Cena

- Albóndigas con chía (página 118)
- Media taza de quinoa
- Ensalada verde con salsa Zippy (página 108)

Ejercicios de mantenimiento diarios

Estos ejercicios se pueden adaptar a sus gustos, necesidades y capacidades, igual que los ejercicios que se incluyen en el capítulo 4. Cambie lo que quiera y experimente con diferentes componentes del programa. Procure darse unos «días de impacto bajo» a la semana para que los músculos puedan regenerarse.

- **Estiramientos:** Intente hacer 10 minutos de estiramiento corporal al día. Aunque puede elegir los estiramientos que prefiera (desde posturas de yoga hasta simplemente levantar los brazos por encima de la cabeza) sea consciente de que hay muchos músculos diferentes en el cuerpo, así que es aconsejable encontrar estiramientos que los hagan trabajar todos, desde los pies hasta los glúteos y desde los hombros hasta el cuello.
- **Ejercicio aeróbico de bajo impacto tres veces a la semana:** Haga entre 30 y 45 minutos de ejercicio aeróbico sostenido y de bajo impacto. Eso puede ser tan fácil como dar un paseo a buen paso, subirse a una bici estática o recorrer unas cuantas calles de la piscina local. Según se vaya fortaleciendo, intente ejercicios más exigentes como subir y bajar escaleras, subir cuestas, ponerse pesas en las muñecas o los tobillos o pedalear separado del sillín. Sea sensato, pero no tenga miedo de exigirse un poco más.
- **Ejercicio aeróbico de alto impacto cuatro veces a la semana:** Intente hacer 45 minutos o más de ejercicio aeróbico sostenido de alto impacto. Puede hacer el

ejercicio que quiera; el que más le guste o el que mejor le venga en un día en concreto. Varias sugerencias podrían ser correr en el exterior o en un interior, hacer algún baile aeróbico, ir a clases de *kickboxing* o incluso saltar sobre una cama elástica. Limite el ejercicio aeróbico de alto impacto a tres veces por semana; eso le permitirá a sus músculos y tendones fortalecerse gradualmente, lo que contribuirá a prevenir lesiones. También le dará al corazón y los pulmones tiempo para acostumbrarse a ese ejercicio más intenso.

- **Ejercicios de fuerza:** Intente hacer 10 minutos de ejercicios de fuerza suaves tres veces a las semana. Haga estos ejercicios solo los días de los ejercicios aeróbicos de bajo impacto; eso le dará margen a sus músculos para recuperarse. En este caso también puede elegir los ejercicios que quiera: coger un par de pesas de mano de 1 kilo y hacer ejercicios de bíceps, ponerse en cuclillas, elevaciones de los dedos de los pies, etc. O lanzarse a hacer ejercicio en una máquina de resistencia. Si no quiere usar pesas, utilice la resistencia de su propio cuerpo haciendo las tradicionales flexiones, sentadillas, elevación de piernas o cualquier otro ejercicio que recuerde las clases de gimnasia del instituto.

CAPÍTULO 4

PLAN DE ENTRENAMIENTO, RESISTENCIA Y ENERGÍA CON AYUDA DE LA CHÍA

U N plan de ejercicios es esencial para estar sano. Puede tomar toda la chía del mundo, pero si no pone en funcionamiento su cuerpo no estará verdaderamente sano ni será capaz de sacarle todo el potencial a su cuerpo. Las investigaciones científicas apoyan estas afirmaciones:

- Un estudio de 2011 realizado por el Fred Hutchinson Cancer Research Center de Seattle hizo un seguimiento durante todo un año a cuatrocientas treinta y nueve mujeres postmenopáusicas sedentarias de edades comprendidas entre los 50 y los 75 años que sufrían desde un sobrepeso moderado hasta verdadera obesidad. Un cuarto de ese grupo no hizo nada especial, otro cuarto hacía ejercicio durante 45 minutos al día (ejercicio aeróbico de moderado a vigoroso cinco veces a la semana), otro cuarto del grupo tenía limitada la ingestión de calorías (entre 1200 y 2000 calorías al día dependiendo del peso con el que empezaran el estudio, con menos del 30% de esas calorías diarias procedentes de grasa) y el último cuarto hacía ejercicio y *también* tenía limitada la ingestión de calorías.

Los resultados fueron los siguientes: el grupo que no hacía nada especial perdió menos de 500 gramos durante el estudio. El grupo que hacía solo ejercicio perdió de media el 2,4% del peso inicial, con una pérdida de peso media de 2 kilos. El grupo que solo hacía dieta perdió de media el 8,5% del peso inicial y una media de 7,1 kilos. El grupo que hacía dieta y ejercicio fue el que tuvo mejores resultados, perdiendo de media el 10,8% del peso inicial y una media de 8,9 kilos por persona.

- En un estudio de 2006 los investigadores de la Universidad de Minnesota descubrieron que los hombres solo con hacer ejercicio lograban una pérdida de peso, pero que las mujeres únicamente conseguían perderlo cuando reducían de diez a cinco raciones a la semana el número de alimentos envasados con altas cantidades de grasa, de productos lácteos y de carne que ingerían. El ejercicio ayudaba a acelerar y mantener la pérdida de peso en las mujeres, pero, si no realizaban acciones complementarias, no las ayudaba a conseguir sus objetivos de pérdida de peso. ¿Por qué? Nadie ha conseguido averiguarlo todavía.

- Un estudio de 2006 de la Universidad de Westminster de Londres puso de manifiesto que, aunque solo hacer dieta podía ayudar a perder peso, no servía para reducir grasa; era necesaria una combinación de dieta y ejercicio para perder peso y reemplazar la grasa por músculo. De hecho, medio kilo de grasa ocupa mucho más espacio que medio kilo de músculo, lo que explica por qué las personas que no están en forma son mucho más voluminosas que las personas que sí lo están aunque pesen lo mismo.

PONERSE EN MOVIMIENTO

El cuerpo humano está diseñado para moverse, por eso hacer ejercicio es siempre una buena idea. El movimiento regular no solo ayuda a perder peso más rápido y a no recuperarlo, sino que también fabrica músculo, lo que hace que el cuerpo parezca más delgado y más en forma. Además el ejercicio supone muchos beneficios para la salud: desde reducir el riesgo de cáncer y de enfermedad cardiovascular a potenciar el sistema inmunitario, reducir la fatiga, mejorar la digestión y tranquilizar el sistema nervioso.

Si le ha estado añadiendo chía a su dieta (y si no lo ha hecho este es el momento perfecto para empezar), se dará cuenta de que hacer ejercicio le cuesta menos de lo que pensaba. Eso es porque la chía ayuda al cuerpo a hacer más ejercicio y de forma más intensa. Así es cómo funciona:

- La chía es hidrófila y puede absorber entre nueve y doce veces su peso en agua. Eso significa que la chía aumenta la hidratación corporal, algo que beneficia especialmente a los atletas que necesitan permanecer hidratados durante las carreras largas y las actividades de resistencia. Estar bien hidratado significa sufrir menos fatiga y menos calambres durante los esfuerzos.
- Los aztecas utilizaban la chía para proteger y cuidar sus articulaciones. Se cree que la chía reduce el tiempo de recuperación y la fatiga en los esfuerzos cardiovasculares, contribuyendo a la reparación del tejido muscular. ¿Por qué? Por los ácidos grasos omega-3 y los antioxidantes, ambos presentes en la chía, que se ha demostrado que reducen la inflamación, lo que ayuda a proteger las articulaciones.
- Esa retención de la hidratación de la chía, unida a su alto contenido en potasio, ayudan a proteger a las personas que hacen ejercicio de la pérdida de electrolitos.

TIPOS DE EJERCICIOS

Antes de empezar con cualquier plan de ejercicio es recomendable familiarizarse con los cuatro tipos básicos de ejercicios para poder hacer la mejor elección personal.

EL TRIUNFO DE LA MEDIANA EDAD

En 1997 Nike patrocinó una carrera de 160 kilómetros en Colorado. Con el nombre de «Leadville Trail 100 Ultramarathon» la ruta cruzaba elevaciones de más de 3000 metros y su recorrido pasaba dos veces por el puerto de montaña Hope Pass que está por encima de los 3800 metros. Esta prueba agotadora fue suficiente para hacer que palidecieran hasta los corredores de maratón profesionales más jóvenes, más en forma y mejor preparados; ¡imagínense lo que tuvo que ser para un hombre de más de 50 años que corría con sandalias!

Pero ese hombre de mediana edad fue quien terminó ganando la carrera. Cirildo Chacarito, un hombre tarahumara de un pueblo de las cercanías de Chihuahua (México) ganó esa prueba llevando unas sandalias hechas a mano por él mismo con trozos de cuero, neumáticos de coche y clavos. En segundo y quinto lugar quedaron dos hombres de su misma tribu, Victoriano Churo y Manuel Luna. Chacarito completó su hazaña en 19 horas, 37 minutos y 3 segundos. Estos hombres en vez de parar en los puestos de ayuda que había a lo largo del recorrido insistieron en consumir la chía que se habían traído desde su pueblo. Más tarde aseguraron que esa semilla les había ayudado a conseguir su logro.

Ejercicios de flexibilidad

También conocidos como «estiramientos», los ejercicios de flexibilidad son esenciales para mantener el cuerpo ágil, ligero y, por supuesto, flexible. ¿Se han dado cuenta de que uno de los signos más claros del paso del tiempo y el avance de la edad es la reducción de la amplitud de movimiento? En otras palabras: los humanos tendemos a perder flexibilidad con la edad. Empezamos a dar pasos más cortos, a arrastrar los pies, los brazos pierden parte del giro, el cuello, los hombros y la espalda ya no se doblan cuando y hasta donde deberían, etc.

La flexibilidad es importante porque nos da amplitud de movimiento, lo que nos permite dar pasos más largos y vigorosos y hacer todo tipo de ejercicios y movimientos que aumenten nuestra fuerza sin provocarnos daño y reduciendo las probabilidad de caídas y lesiones. La flexibilidad es esencial si quiere que su cuerpo «fluya» y se recupere pronto del cansancio físico. Los estiramientos pueden ser tan básicos como los que le mandaba su profesor de gimnasia en el instituto o algo más sofisticado como el yoga o el Pilates.

Ejercicios cardiovasculares de bajo impacto

También denominados «ejercicios aeróbicos de bajo impacto», estos ejercicios son regulares y continuos y se prolongan entre 20 y 30 minutos como mínimo. Hay un amplio abanico de actividades de este tipo entre las que se incluyen nadar, caminar, el esquí de fondo, subir escaleras, ir en bicicleta, patinar, remar o cualquier otra actividad que tenga, literalmente, un impacto bajo en las articulaciones.

Los ejercicios cardiovasculares de bajo impacto son aconsejables por un lado para cualquier persona que necesite acostumbrarse paulatinamente al ejercicio, por ejemplo personas obesas o con problemas de articulaciones y, por otro, para personas en muy buena forma que quieran alternar entre ejercicios de alto y bajo impacto unas cuantas veces a la semana. Los ejercicios cardiovasculares de bajo impacto no queman tantas calorías por minuto ni hacen sudar tanto como los de alto impacto, pero suponen una opción menos agresiva para el cuerpo.

Ejercicios cardiovasculares de alto impacto

También conocidos como «ejercicios aeróbicos de alto impacto», estos ejercicios ponen el listón más alto. Correr, saltar, la danza aeróbica, el *kickboxing*, saltar a la comba o en una cama elástica son ejemplos de ejercicios cardiovasculares de alto impacto. Son lo mejor para quemar calorías rápidamente, fortalecen los pulmones y el corazón, hacen sudar y endurecen los huesos. Estos ejercicios los puede practicar todo el mundo excepto mujeres embarazadas, personas obesas o con problemas de articulaciones. Intente hacer 30 minutos o más de ejercicio continuado cada vez.

«Soy un corredor de distancias extremas con mucha experiencia y llevo años llevando un pulsómetro. Guardo todos los datos en el ordenador y me ha resultado interesante descubrir que mis valores máximos han caído según iban pasando los años y que se ha reducido también la cantidad de ejercicio de alta intensidad que voy haciendo. También resulta curioso ver cuántos kilómetros y cuantas horas a la semana he estado corriendo a lo largo del tiempo (con datos del nivel de ascensión y la temperatura ambiente durante las sesiones). No digo que todo el mundo necesite toda esta información, pero puede resultar útil para observar el propio progreso según va mejorando la condición física. También muchas personas llevan un pulsómetro para limitar la velocidad, la frecuencia cardíaca y otras cosas mientras corren, porque es una forma excelente de evitar los so-breesfuerzos.»

—WAYNE COATES

ALIMENTOS PARA CORRER

En su libro *Nacidos para correr,* Christopher McDougall escribió sobre los pueblos tarahu-maras de las Barrancas del Cobre (suroeste de México). Estos pueblos son famosos por su resistencia y por su afición a las carreras de distancias extremas (de 150 kilómetros o más). McDougall encontró a ancianos tarahumaras de 90 años que corrían asiduamente. Uno de sus muchos secretos es la chía. Los tarahumaras tuestan la semilla, después la hacen polvo y la mezclan con agua para hacer una bebida hidratante deportiva básica que muchos con-sumen a diario y justo antes de ponerse a correr.

Ejercicios para el entrenamiento de fuerza

Entrenamiento de fuerza es cualquier ejercicio que aumente el volumen muscular: flexiones, sentadillas, levantar pesas o ejercicios con mancuernas, pesas para las muñecas o con forma de bola de cañón o incluso ejercitarse en una sofisticada máquina de resistencia. Aumentar la cantidad de músculo debería ser una parte importante de cualquier plan de ejercicios.

Un cuerpo con más músculo es un cuerpo más definido, que tiene una apariencia sana, que quema calorías de forma más eficiente y que se mantiene fuerte, lo que es importante si se necesita la energía suficiente para poder con todas las actividades diarias sin acabar fatigado. Los músculos mejoran la resistencia física, reduciendo las posibilidades de acabar sin aliento después de subir unos cuantos tramos de escaleras o de correr detrás de un niño, y ayudan a hacer más fáciles cosas tan habituales como levantar una silla o abrir un frasco muy bien cerrado.

LAS REGLAS DEL EJERCICIO

Antes de empezar a hacer ejercicio, hay unas cuantas reglas básicas que debe tener en cuenta (si lleva bastante tiempo sin hacer ejercicio, hable con su médico antes de establecer una rutina de ejercicio). Escoja un programa de entrenamiento adecuado a su nivel de forma física; lanzarse a un nivel demasiado alto puede provocarle lesiones y dolores. Mejor empezar por poca cosa y después ir evolucionando hacia entrenamientos más intensos.

Lo primero que debe proponerse es hacer algo de ejercicio todos los días. *Todos los días.* Escríbalo en el calendario si es necesario. Haga un hueco en su agenda. Pero es absolutamente necesario que lo haga todos los días. Esto es especialmente importante si lo que pretende es quemar calorías y perder kilos.

Un estudio de 2009 de la Facultad de Medicina de la Universidad de Colorado concluyó que las personas que hacían ejercicio no experimentaban el denominado «efecto *afterburn*» (ese efecto casi mítico del que tanto se ha hablado que se supone que activa el metabolismo después del ejercicio y que algunos profesionales del *fitness* afirman que continúa durante varias horas después de cualquier entrenamiento físico). Para el estudio los investigadores reunieron a varios grupos de personas: algunos eran atletas delgados y de gran resistencia y otros sedentarios y delgados o sedentarios y obesos. Cada uno de los sujetos pasó varios períodos de 24 horas en un laboratorio especial llamado «calorímetro personal» en el que se medía el número de calorías que esa persona quemaba en circunstancias normales, seguido de otro período de 24 horas que incluía una hora ejercicio en una bicicleta estática. Los investigadores descubrieron que ninguno de los grupos, ni el de los atletas, experimentaba ese «*afterburn*» o aumento de la actividad metabólica.

Según indican los resultados del estudio, los beneficios de la quema de calorías mediante el ejercicio se producen únicamente *mientras* se está realizando dicho ejercicio. Y ya está. Otra razón para hacer algo de ejercicio todos los días.

LA FRECUENCIA CARDÍACA DESEADA

Algunos profesionales del *fitness* y aficionados al ejercicio hablan mucho de la frecuencia cardíaca. La frecuencia cardíaca *máxima* es aproximadamente de 220 menos la edad de la persona; por ejemplo, si usted tiene 30 años, su frecuencia cardíaca máxima será de 190 pulsaciones por minuto (PPM).

La frecuencia cardíaca *deseada* debe situarse entre un 50 y un 85% de la frecuencia cardíaca máxima. Ese es el nivel en el que el corazón late con una intensidad entre moderada y media. Un entrenamiento sostenido manteniendo ese ritmo cardíaco refuerza los músculos del corazón y de los pulmones. Los principiantes deben hacer un ejercicio que los mantenga en la zona de entre el 50 y el 60%. Los de nivel intermedio y medio deberían intentar estar entre el 60 y el 70%. Los avanzados pueden llegar a la zona de entre el 75 y el 85%. Para saber cuál es su frecuencia cardíaca durante el ejercicio tómese el pulso manualmente o utilice un pulsómetro.

Aunque medirse el pulso puede ser divertido (si le interesan este tipo de cosas), no es absolutamente necesario para las personas sanas; para ellas será suficiente con hacer ejercicio durante 30 minutos o más hasta que la respiración se vuelva razonablemente trabajosa.

Dicho todo esto, tengo que añadir que muchos médicos están en contra de esta frecuencia cardíaca deseada en los casos de personas obesas, embarazadas o con enfermedades respiratorias o cardiovasculares (por ejemplo tensión arterial alta). Si usted entra en alguna de estas categorías, hable con su médico antes de empezar un programa de entrenamiento.

Como veremos a continuación, los ejercicios que se proponen aquí son programas combinados y flexibles, diseñados para que pueda hacer lo que más le guste para adelgazar y mejorar su cuerpo. No tiene más que elegir su propia combinación de estiramientos, ejercicios aeróbicos y ejercicios de fuerza cada día. Y no dude en intentar nuevos ejercicios en todas las áreas siempre que quiera.

ENTRENAMIENTO DIARIO - NIVEL I

Este es el entrenamiento más adecuado para personas que empiezan a hacer ejercicio, que son obesas, que sufren alguna lesión o enfermedad preexistente o a las que su médico les haya recomendado optar por un programa muy moderado por alguna razón (en estos casos su médico debería aprobar el programa antes de que usted lo ponga en práctica). Si usted no pertenece a ninguna de estas categorías lo aconsejable es pasar un par de meses con este programa antes de pasar al nivel II. Si intenta avanzar demasiado rápido puede que se quede sin energía prematuramente o que se lesione.

Estiramientos

Intente hacer entre 5 y 10 minutos de estiramientos de todo el cuerpo cada día. Aunque puede elegir los estiramientos que prefiera (desde posturas de yoga hasta simplemente levantar los brazos por encima de la cabeza) sea consciente de que hay muchos músculos diferentes en el cuerpo, así que es aconsejable encontrar estiramientos que los hagan trabajar todos, desde los pies hasta los glúteos y desde los hombros hasta el cuello.

POR QUÉ CORRER

Si nunca ha intentado ponerse a correr y quiere hacerlo, ¿a qué espera? La Declaración sobre el Ejercicio realizada por el Colegio Americano de Medicina Deportiva afirma que las personas que corren más de 80 kilómetros a la semana experimentan un incremento importante del colesterol HDL (el colesterol «bueno») y una reducción notable de la grasa corporal, los niveles de triglicéridos y del riesgo de enfermedades coronarias en comparación con los que corren menos de 15 kilómetros a la semana. Además, los corredores de largas distancias muestran una reducción del 50% en la incidencia de hipertensión y de más del 50% en el uso de medicamentos para bajar la tensión y los niveles de colesterol que los corredores de distancias más cortas. Nota: Varios estudios han demostrado que se producen los mismos beneficios en las personas que corren distancias de entre 40 y 55 kilómetros a la semana, una distancia mucho más asequible para poner en práctica.

«Estoy muy ocupado, tengo mucho trabajo y siempre estoy de acá para allá. Como casi todo el mundo, empecé a tomar chía por consejo de mi nutricionista. Le conté lo cansado que me sentía cuando llegaba la tarde, tanto que a veces cerraba la puerta de mi despacho, apoyaba la cabeza en la mesa y echaba una cabezadita. Supe que tenía que hacer algo con ese problema cuando mi jefe me pilló un día durmiendo en el despacho. Y empecé a tomar chía. Ahora tengo una bolsita en mi mesa y la espolvoreo sobre la ensalada de la comida. Ha marcado una diferencia enorme en cuanto a mi nivel de energía. Ahora incluso encuentro tiempo después de trabajar para jugar al fútbol o al béisbol con mi hijo.»

—JAMES PETERS, Los Ángeles, California, Estados Unidos.

Ejercicios aeróbicos de bajo impacto

Intente hacer entre 20 y 30 minutos de ejercicios aeróbicos de bajo impacto. Eso puede ser tan fácil como dar un paseo a buen paso o subirse a una bici estática. Según se vaya fortaleciendo, intente ejercicios más exigentes como subir y bajar escaleras, subir cuestas, ponerse pesas en las muñecas o los tobillos o pedalear separado del sillín. Sea sensato, pero no tenga miedo de exigirse un poco más.

Entrenamiento de fuerza

Intente hacer entre 5 y 10 minutos de un entrenamiento de fuerza *suave* todos los días. No haga el mismo ejercicio dos días seguidos; los músculos necesitan descansar un poco para regenerarse. Como no va a utilizar grandes pesos ni se va a ejercitar durante períodos largos, puede hacer ejercicio todos los días sin que eso le vaya a provocar ningún problema.

En este caso también puede elegir los ejercicios que quiera: coger un par de pesas de mano de 1 kilo y hacer ejercicios de bíceps, ponerse en cuclillas, elevaciones de los dedos de los pies, etc. O lanzarse a hacer ejercicio en una máquina de resistencia. Si no quiere usar pesas, utilice la resistencia de su propio cuerpo haciendo las tradicionales flexiones, sentadillas, elevación de piernas o cualquier otro ejercicio que recuerde las clases de gimnasia del instituto.

¿YOGA O CAMINAR?

Aunque el yoga es un ejercicio fantástico, la mayoría de los tipos de yoga no son nada aeróbicos. Por ejemplo, una persona de 68 kilos quema unas 150 calorías haciendo una hora de yoga convencional, pero unas 311 caminando una hora a 5 kilómetros por hora.

ENTRENAMIENTO DIARIO - NIVEL II

Para aquellos que ya hayan superado el nivel I del entrenamiento diario o que ya estén en una forma moderadamente buena este nivel es un poco más exigente aunque igual de creativo que los otros entrenamientos. Pase un par de meses con este programa antes de pasar al nivel III. Si intenta avanzar demasiado rápido puede que se quede sin energía prematuramente o que se lesione.

EL CÁNCER DE COLON Y EL EJERCICIO

Investigadores de las universidades de Washington y Harvard revisaron cincuenta y dos estudios de los últimos 25 años que vinculaban el ejercicio con la incidencia de cáncer de colon, un cáncer que, en Estados Unidos, se les diagnostica a más de cien mil personas cada año. ¿Y qué descubrieron? Que las personas que hacían más ejercicio (5 o 6 horas a la semana) tenían un 24% de probabilidades menos de desarrollar la enfermedad que aquellos que hacían menos ejercicio (menos de 30 minutos a la semana).

«Llevo unos 6 meses corriendo 5 kilómetros. Me resulta una forma divertida de hacer ejercicio. Pero antes de empezar a tomar chía nunca podía correr la distancia completa. Solía empezar a caminar al llegar a los 3 kilómetros y medio. En ese momento empezaba sufrir dolores y fatiga y a sentir esa sensación de "me voy a caer redondo aquí mismo". La chía me ha ayudado a sentirme más vivo y con más energía durante toda la distancia de la carrera.»

—STEVE PHILPOT, Chicago, Illinois, Estados Unidos.

Estiramientos

Intente hacer entre 10 minutos de estiramientos de todo el cuerpo cada día. Aunque puede elegir los estiramientos que prefiera (desde posturas de yoga hasta simplemente levantar los brazos por encima de la cabeza) sea consciente de que hay muchos músculos diferentes en el cuerpo, así que es aconsejable encontrar estiramientos que los hagan trabajar todos, desde los pies hasta los glúteos y desde los hombros hasta el cuello.

Un consejo sobre los estiramientos: tenga cuidado de no hacer esfuerzos excesivos, porque los músculos fríos se lesionan más fácilmente que los músculos que han calentado. Si le apetece ir a dar un paseo o una carrerita antes de hacer los estiramientos, estos le irán mejor. También debe concluir su sesión de entrenamiento, cuando ya los músculos están calientes y flexibles, con unos cuantos estiramientos todos los días.

Ejercicio aeróbico de bajo impacto cuatro veces a la semana

Intente hacer entre 30 y 45 minutos de ejercicios aeróbicos de bajo impacto. Eso puede ser tan fácil como dar un paseo a buen paso o subirse a una bici estática. Según se vaya fortaleciendo, intente ejercicios más exigentes como subir y bajar escaleras, subir cuestas, ponerse pesas en las muñecas o los tobillos o pedalear separado del sillín. Sea sensato, pero no tenga miedo de exigirse un poco más.

UNOS CUANTOS DATOS RELACIONADOS CON EL EJERCICIO

- Las personas en buena forma tienden a sudar más y más rápido que las personas en baja forma; sus cuerpos son más eficientes a la hora de refrescarse.
- El ejercicio mejora la agudeza mental porque aumenta la circulación sanguínea del cerebro y el nivel de serotonina, lo que mejora la claridad mental y la velocidad de procesamiento.
- Con un ejercicio moderado la mayoría de las personas pierden casi 1 litro (cuatro tazas) de fluidos a la hora. Una cucharada de gel de chía (consultar la receta en la página 87) tomada antes del ejercicio puede reducir la cantidad de fluido que se pierde, pero de todas formas debe asegurarse de beber aproximadamente medio litro de agua poco después del ejercicio para estar adecuadamente hidratado.
- Si la ropa que lleva para hacer ejercicio tiene un olor similar al del amoniaco después de su entrenamiento, es que está quemando muchas proteínas como combustible. El amoniaco es un producto derivado del metabolismo de las proteínas. Eso no es bueno, porque al quemar proteínas lo que realmente está quemando es tejido muscular y no carbohidratos o grasa corporal, que es lo deseable.
- El ejercicio reduce los efectos nocivos del estrés calmando el cuerpo y aumentando los neurotransmisores que producen el bienestar, por ejemplo la serotonina y la melatonina.
- Para determinar si su báscula está bien calibrada, ponga una mancuerna o una pesa plana encima. Si no coincide el peso que marca con el de la pesa, pruebe con otra pesa y fíjese si marca la misma diferencia. Ajuste la báscula en consecuencia.

- Como el ejercicio libera endorfinas en el cuerpo, un entrenamiento diario puede ser justo lo que necesita para equilibrar los niveles de energía durante todo el día.
- Hacer ejercicio diariamente ayuda a evitar la degeneración lenta de las articulaciones y refuerza los huesos, los músculos y los tendones.
- La vida media de uso de una zapatilla de correr es de 650 kilómetros.
- La mayoría de las personas que llevan zapatillas de correr habitualmente no las gastan más allá de los 330 kilómetros.

«Soy madre de dos bebés gemelos. Entre el sueño interrumpido, los problemas hormonales y la demanda física de tener que cuidar de dos niños, siempre estaba cansada. Todos los días llegaba tan agotada al final de la mañana que sentía que no podía seguir dedicándoles a mis hijos toda la atención que necesitaban. La chía me está ayudando a mantener los niveles de energía y eso consigue que sea una madre más atenta, más tranquila y mucho más divertida. Es algo bueno para toda la familia y no tengo que hacer nada más que mezclar dos cucharadas de chía con el zumo de verduras que tomo por la mañana.»

—MISSY ROBERTS, Miami, Estados Unidos.

Ejercicios aeróbicos de alto impacto tres veces a la semana

Intente hacer entre 20 y 30 minutos de ejercicio aeróbico de alto impacto sostenido. Puede hacer el ejercicio que quiera; el que más le guste o el que mejor le venga en un día en concreto. Varias sugerencias podrían ser correr en el exterior o en un interior, hacer algún baile aeróbico, ir a clases de *kickboxing* o incluso saltar sobre una cama elástica. Limite el ejercicio aeróbico de alto impacto a tres veces por semana; eso le permitirá a sus músculos y tendones fortalecerse gradualmente, lo que contribuirá a prevenir lesiones. También le dará al corazón y los pulmones tiempo para acostumbrarse a ese ejercicio más intenso.

Entrenamiento de fuerza

Intente hacer 10 minutos de entrenamiento de fuerza todos los días. No haga el mismo ejercicio dos días seguidos; los músculos necesitan descansar un poco para regenerarse. Como no va a utilizar grandes pesos ni se va a ejercitar durante períodos largos, puede hacer ejercicio todos los días sin que eso le vaya a provocar ningún problema.

En este caso también puede elegir los ejercicios que quiera: coger un par de pesas de mano de 1 kilo y hacer ejercicios de bíceps, ponerse en cuclillas, elevaciones de los dedos de los pies, etc. O lanzarse a hacer ejercicio en una máquina de resistencia. Si no quiere usar pesas, utilice la resistencia de su propio cuerpo haciendo las tradicionales flexiones, sentadillas, elevación de piernas o cualquier otro ejercicio que recuerde las clases de gimnasia del instituto.

UN HÁBITO DIARIO

Los aztecas consumían la chía todos los días en pan sin levadura, mezclada con una especie de gachas o como bebida. Utilizaban el aceite para la piel, la mezclaban con otras sustancias para hacer medicinas y hacían con ella una especie de «comunión» o sacramento en sus ceremonias sagradas. Para los aztecas la chía no era un superalimento, era su alimento básico. Gracias al consumo continuo de chía (así como de otros alimentos cargados de nutrientes como el amaranto y las judías secas), los aztecas eran famosos por su vigor, su fuerza y su destreza física.

ENTRENAMIENTO DIARIO - NIVEL III

El nivel III es el que mayor esfuerzo exige. Está pensado para las personas que ya hayan superado el nivel II del entrenamiento diario o que ya estén en muy buena forma. Se puede adaptar a sus gustos, necesidades y capacidades como los otros entrenamientos de este libro. Puede permanecer en este nivel durante tiempo indefinido cambiando un poco las cosas cuando lo necesite y experimentando con diferentes componentes del programa. Pero deje varios días a la semana de «bajo impacto» para que sus músculos puedan regenerarse.

Estiramientos

Intente hacer entre 10 minutos de estiramientos de todo el cuerpo cada día. Aunque puede elegir los estiramientos que prefiera (desde posturas de yoga hasta simplemente levantar los brazos por encima de la cabeza) sea consciente de que hay muchos músculos diferentes en el cuerpo, así que es aconsejable encontrar estiramientos que los hagan trabajar todos, desde los pies hasta los glúteos máximos y desde los hombros hasta el cuello.

Ejercicio acróbico de bajo impacto tres veces a la semana

Intente hacer entre 30 y 45 minutos de ejercicios aeróbicos de bajo impacto. Eso puede ser tan fácil como dar un paseo a buen paso, subirse a una bici estática o recorrer unas cuantas calles de la piscina local. Según se vaya fortaleciendo, intente ejercicios más exigentes como subir y bajar escaleras, subir cuestas, ponerse pesas en las muñecas o los tobillos o pedalear separado del sillín. Sea sensato, pero no tenga miedo de exigirse un poco más.

«Soy instructora de *fitness* y entrenadora personal. Seis días a la semana me paso casi todo el tiempo haciendo ejercicio. Todos los días a las 2 de la tarde, justo antes de impartir una clase de aerobic de alto impacto, me sentía literalmente a punto de caerme redonda. Temía que llegara esa hora del día y sentía que no tenía suficiente energía para motivar a mi clase. Mi novio, que es levantador de pesas, me sugirió que empezara a tomar dos cucharadas de chía mezcladas con agua todos los días (una en el desayuno y otra en la comida) y yo lo intenté. Después de unos 5 días tomándola noté que podía con esa clase con facilidad. También el trabajo con mis clientes particulares a media tarde es ahora mucho más fácil. La resistencia que me da la chía es buena para mí y buena para mi negocio. De lo único que me arrepiento con respecto a la chía es de no haberla descubierto antes.»

—SHARI CONNORS, Cincinnati, Ohio, Estados Unidos.

Ejercicios aeróbicos de alto impacto cuatro veces a la semana

Intente hacer 45 minutos o más de ejercicio aeróbico de alto impacto sostenido. Puede hacer el ejercicio que quiera; el que más le guste o el que mejor le venga en un día en concreto. Varias sugerencias podrían ser correr en el exterior o en un interior, hacer algún baile aeróbico, ir a clases de *kickboxing* o incluso saltar sobre una cama elástica. Limite el ejercicio aeróbico de alto impacto a tres veces por semana; eso le permitirá a sus músculos y tendones fortalecerse gradualmente, lo que contribuirá a prevenir lesiones. También le dará al corazón y los pulmones tiempo para acostumbrarse a ese ejercicio más intenso.

MÁS DATOS SOBRE EL EJERCICIO

- Correr 1,5 kilómetros quema aproximadamente un 30% más de calorías que caminar esa misma distancia. La proporción es la misma tanto si se corre en el exterior como en una cinta.
- El récord de correr una milla (1,5 kilómetros) hacia atrás lo tiene D. Joseph James de la India. Lo consiguió el 10 de agosto de 2002. Tardó 6 minutos y 2,35 segundos.
- En un estudio sobre caminar y la función cognitiva los investigadores descubrieron que las mujeres que caminaban 1 hora y media a la semana tenían una función cognitiva significativamente mejor y un menor deterioro cognitivo que las mujeres que caminaban menos de 40 minutos a la semana.
- Las zapatillas para correr son excelentes para caminar de forma regular.
- Al caminar a paso moderado un hombre de 68 kilos quema 100 calorías cada 1,5 kilómetros; un hombre de 90 kilos, 133 calorías cada 1,5 kilómetros; y un hombre de 110 kilos quema 166 calorías cada 1,5 kilómetros.
- Correr cuesta arriba quema un 28% más de grasa que subir una cuesta en bici.

- Cuando una zapatilla se rompe es normalmente por la mitad de la suela, no por la parte de fuera, que se desgasta primero.
- Los huesos del muslo de los humanos son más fuertes que el cemento.
- De las mujeres que participaron en el Estudio sobre la salud de las enfermeras (72.488 enfermeras), las que caminaban tres horas o más a la semana vieron reducido en un 35% el riesgo de ataques cardíacos y otros riesgos coronarios en comparación con las mujeres que no caminaban.
- ¿Quiere que sus tobillos permanezcan fuertes? No utilice zapatillas para actividades con movimientos laterales como el tenis, el baloncesto, el aerobic, el frontenis o cualquier otro deporte que le obligue a girar y moverse de lado a lado. Busque zapatillas para actividades campo a través o deportes en pista.
- Las personas con los pies planos tiene más tendencia a sufrir esguinces de tobillo que las que tienen el arco normal. Y las personas con el arco muy alto tienen menos probabilidades de sufrirlos que las persona con el arco normal.

¿QUÉ ES EL ISQUIATE?

Si es usted corredor habrá oído hablar del isquiate, una bebida deportiva casera que además es un alimento completo y nutritivo basado en la antigua receta de los aztecas para la «chía fresca». Sus ingredientes son agua, chía, edulcorante, y zumo de limón o de lima. Algunas empresas ya venden un polvo preparado de isquiate que solo hay que mezclar con agua.

Algunos dicen que el término «isquiate» viene de los indios tarahumaras de las Barrancas del Cobre, cerca de Chihuahua, en México. Famosos por su resistencia y su capacidad para correr largas distancias, los tarahumaras son unos consumidores de chía consumados; creen que esta semilla les proporciona energía y les ayuda a tener mayor resistencia. Pero los que han investigado la etimología advierten de que no hay una historia clara para esa palabra. Puede que venga del tarahumara, pero hay otras fuentes posibles.

Entrenamiento de fuerza

Intente hacer 10 minutos de entrenamiento de fuerza *suave* tres veces a la semana, solo los días que haga los ejercicios aeróbicos de bajo impacto. Eso le dará margen a sus músculos para recuperarse. En este caso también puede elegir los ejercicios que quiera: coger un par de pesas de mano de 1 kilo y hacer ejercicios de bíceps, ponerse en cuclillas, elevaciones de los dedos de los pies, etc. O lanzarse a hacer ejercicio en una máquina de resistencia. Si no quiere usar pesas, utilice la resistencia de su propio cuerpo haciendo las tradicionales flexiones, sentadillas, elevación de piernas o cualquier otro ejercicio que recuerde las clases de gimnasia del instituto.

«Soy aficionado a correr y suelo correr entre 25 y 30 kilómetros a la semana. También salgo en bici, camino, remo, juego al tenis y nado. Empecé a tomar chía hace 9 meses, cuando me di cuenta de que el amigo que salía a correr conmigo empezaba a conseguir mayores distancias que yo sin quedarse sin aliento. Me dijo que había empezado a mezclar la chía con los batidos que tomaba por la mañana y yo lo probé también. En una semana ya no me sentía fatigado y sin aire cuando llegaba al final de la distancia. Desde que tomo la chía he notado la diferencia en mi resistencia y en mi capacidad pulmonar.»

—JOEL COHEN, Atlanta, Georgia, Estados Unidos.

«Mi hijo compite en natación en la universidad. Su entrenador le sugirió a todo el equipo de natación que tomara chía. Después de oír a mi hijo hablar maravillas del cambio en su rendimiento y en su humor, yo también me decidí a tomar chía todos los días. No soy una atleta de competición ni mucho menos, pero ahora puedo aguantar toda la clase de *kickboxing* sin sentir que me voy a morir allí mismo (o al menos a desmayarme...). Como hacer ejercicio me cuesta menos, estoy perdiendo peso más rápido: 8 kilos después de los casi 4 meses que llevo tomando chía.»

—SHARON BAKER, Minneápolis, Minnesota, Estados Unidos.

¿CUÁNDO ES MEJOR HACER EJERCICIO? ¿HAY UN MOMENTO IDEAL?

La mayoría de las personas estarán de acuerdo en que la mejor hora para hacer ejercicio es aquella en la que existen más probabilidades de aguantar la sesión completa, sea la que sea. Dicho esto, se han realizado estudios que demuestran que hacer ejercicio a algunas horas proporciona ciertos beneficios adicionales.

- Mientras investigaba los efectos del ejercicio sobre la tensión arterial, el investigador Sr. Scott Collier de la Appalachian State University descubrió que las personas que hacían ejercicio a las 7 de la mañana experimentaban un 10% de reducción en su presión sanguínea, que además se mantenía durante el resto del día y llegaba a alcanzar un 25% de reducción al atardecer. También tenían ciclos de sueño más largos y más beneficiosos que cuando hacían ejercicio a otras horas del día.
- Unos investigadores que estudiaban la apnea del sueño descubrieron que la media tarde o la última hora de la tarde es el mejor momento para hacer ejercicio si se sufre apnea del sueño y lo que se pretende es dormir bien por la noche.
- Una investigación de la Northwestern University señala que hacer ejercicio a última hora de la tarde es lo más indicado porque la fuerza y la resistencia física están en su punto máximo en esos momentos, lo que reduce las posibilidades de lesiones. Esto tiene que ver con la temperatura corporal; hay teorías que dicen que el ejercicio es más productivo cuando la temperatura corporal está en su punto más alto, lo que normalmente sucede entre las 2 y las 6 de la tarde.

- Un estudio de 2010 realizado en Bélgica señaló que la mejor hora para hacer ejercicio y quemar grasa es por la mañana, antes de desayunar (¿tal vez tras tomar 1 cucharada de chía?). Durante 6 semanas veintiocho hombres tomaron una dieta con 50% de grasa y un 30% más de calorías que la dieta normal para un hombre. Un grupo no hizo ejercicio, otro grupo hacía ejercicio por la mañana antes de tomar nada y el último grupo hacía ejercicio más avanzado el día, después de las comidas. Solo el grupo que hacía ejercicio antes del desayuno casi no ganó peso y no mostró ningún signo de resistencia a la insulina.

CAPÍTULO 5

COCINAR, COMER Y ESTAR MÁS SANOS CON LA CHÍA

....

L A chía es un alimento perfecto para usarlo en la cocina. Es fácil de almacenar, de usar y no hace falta tener ningún molinillo ni aparato especial para procesarla. La chía es versátil: se puede usar a cualquier temperatura, tiene un sabor neutro y las semillas tienen una textura agradable muy parecida a la de los frutos secos.

La discreta personalidad de la chía es también maravillosa. La chía es un apoyo silencioso que le añade una dosis de alto impacto de nutrientes y fibra a los alimentos de los que ya disfruta. Eso la hace ideal para todos esos padres que necesitan recursos para intentar introducir alimentos sanos en la selectiva dieta de sus hijos. Como veremos en este capítulo, es muy fácil introducir la chía en una amplia variedad de recetas: solo hace falta coger una cucharada, espolvorearla sobre la comida y ya está. Las recetas que aparecen a continuación son perfectas para cualquiera que quiera mantener un peso saludable y asegurarse el bienestar general. ¡Que le aprovechen!

BEBIDAS

❖ Chía fresca ❖

PARA 1 RACIÓN

Esta antigua bebida la han utilizado como potenciador de la resistencia muchos pueblos de Centroamérica, México y el suroeste americano. Refrescante y saciante, la chía fresca proporciona un suministro lento y continuado de energía. Es la bebida favorita de muchos corredores de largas distancias que se refieren en broma a ella como «el Red Bull hecho en casa». Si le apetece introducir una variante, puede añadirle agua de coco; es una manera fantástica de incluir una dosis inmediata de electrolitos en esta bebida refrescante.

Ingredientes:

- 1 cucharada de semillas de chía
- Entre 200 y 250 mililitros de agua (o agua de coco) fresca
- El zumo de medio limón o lima (o del limón o lima entero, a gustos)
- Opcional: endulzante natural a elegir (azúcar, miel, agave, sirope de arroz integral, edulcorante natural, etc.)

1. Añadir las semillas de chía a un vaso de agua y revolver hasta que se mezclen bien.
2. Añadir el zumo de limón o lima y el endulzante a la chía mezclada con el agua y revolver hasta que todo esté bien combinado.
3. Beber inmediatamente o dejarlo reposar unos 10 minutos hasta que la mezcla tenga la textura de un gel.

¿NEGRA O BLANCA?

Las semillas de chía se pueden encontrar en dos colores: negro o blanco. ¿Cuál es la diferencia entre las dos? El color nada más. Saben igual, se comportan igual y tienen la misma cantidad de nutrientes. A menos que en una receta se especifique el color concreto, puede utilizar las semillas que tenga más a mano.

❖ **Superbatido verde** ❖

PARA 1 RACIÓN

Los batidos verdes están a la última y hacen furor. Son una forma excelente de tomar una buena dosis de verduras, fibra y nutrientes de una forma sana, fácil y baja en calorías. Y añadirle una cucharada de chía los convierte en una bebida aún mejor. Este batido es más fácil de hacer con una licuadora con mucha potencia.

Ingredientes:

- 1 cucharada de semillas de chía
- 1 taza y media de zumo de pera, agua de coco, agua o una mezcla de los tres
- 2 lechugas romanas u hojas de col rizada
- 1 pepino pequeño y pelado
- Ramita de perejil

1. Añadir todos los ingredientes a la licuadora y batir a velocidad máxima. Mezclar hasta que el resultado se vea homogéneo.
2. Beber inmediatamente.

❖ Delicia de almendra ❖

PARA 1 RACIÓN

Esta bebida cremosa y un poco dulce es perfecta para redondear el desayuno, pero también es un muy buen aperitivo o un postre sano para después de comer. La receta es versátil; puede personalizarla utilizando diferentes tipos de leche, de mantequilla de frutos secos o incluso frutas.

Ingredientes:
- 1 cucharada de semillas de chía
- 1 taza y media de leche de almendras sin azucarar
- 1 cucharada de mantequilla de almendra
- Opcional: un pizca de extracto de almendra o de vainilla
- Opcional: una pequeña cantidad de endulzante natural (miel, sirope de arroz integral, agave, edulcorante natural, etc.)

1. Añadir todos los ingredientes a la licuadora y batir a velocidad máxima. Mezclar hasta que el resultado se vea homogéneo.
2. Beber inmediatamente.

LA CHÍA ORGÁNICA

En la actualidad es posible comprar chía orgánica certificada, pero lo cierto es que los insectos no atacan esta planta, por lo que la chía crece siempre sin el uso de pesticidas (a diferencia de otros cultivos agrícolas). Así que en ningún caso hay productos químicos en la parte exterior de la semilla. Los puristas pueden optar por la chía orgánica, pero el coste extra es innecesario en este caso.

CÓMO CONVERTIR EN HIPERNUTRITIVOS LOS ALIMENTOS BAJOS EN FIBRA Y EN NUTRIENTES

Con más de 5 gramos de fibra por cucharada y 2 gramos de proteínas vegetales de alta calidad, la chía es una muy buena forma de realzar tus comidas favoritas que tengan poca fibra y pocos nutrientes.

❖ Batido básico de proteínas con chía ❖

PARA 1 RACIÓN

Esta facilísima receta se basa en una de la nutricionista holística y fundadora de LivLong Inc. (http://livlong.ca) Jackie Rafter. Es increíblemente versátil, así que puede añadir o quitar ingredientes y así diseñar una nueva creación cada vez que haga esta receta.

Ingredientes:

- 1 cucharada de semillas de chía
- 1 taza y media de líquido de su elección (agua, agua de coco, zumo, leche de arroz, etc.)
- Media taza (o 1 taza) de verduras crudas troceadas de su elección (un cuarto de esta taza puede ser fruta)
- 1 cucharada de aceite de coco
- 1 cucharada colmada de polvo de proteínas de su elección (cáñamo, arroz, suero de leche, etc.)
- 3 o 4 cubitos de hielo
- Opcional: Una pizca de su extracto favorito o alguna especia (por ejemplo vainilla, canela o pimienta), una cucharada de mantequilla de algún fruto seco, o media cucharada de cacao, trocitos de coco, algarroba, etc.)
- Opcional: Una pequeña cantidad de endulzante natural (miel, sirope de arroz integral, agave, edulcorante natural, etc.)

1. Añadir todos los ingredientes a la licuadora y batir a velocidad máxima. Mezclar hasta que el resultado se vea homogéneo.
2. Beber inmediatamente.

❖ **Citrus Julius** ❖

PARA 1 RACIÓN

Otra receta deliciosa de la nutricionista holística Jackie Rafter, que suele decir sobre ella: «Si no supieras la verdad, pensarías que alguien ha comprado un delicioso y cremoso zumo Julius de pomelo. Es increíblemente refrescante y un tónico maravilloso para el hígado también».

Ingredientes:

- 1 cucharada de semillas de chía
- 1 pomelo exprimido
- 2 limones o 2 limas exprimidos
- 1 taza de agua fría
- 1 trozo de aproximadamente 1,5 centímetros de raíz de jengibre pelado
- Opcional: una pizca de cayena
- Opcional: edulcorante en polvo para endulzar

1. Añadir todos los ingredientes a la licuadora y batir a velocidad máxima. Mezclar hasta que el resultado se vea homogéneo.
2. Beber inmediatamente.

EL MEJOR POLO DEL MUNDO

Si le encantan los polos pero no le gustan los aditivos que le ponen a los polos comerciales que se encuentran en los supermercados, existe una solución muy sencilla: puede hacer sus propios polos. Es fácil: haga cualquiera de las recetas de esta sección y vierta el líquido resultante en moldes para polo o incluso en una bandeja para cubitos. Es una forma rápida, económica y sana para disfrutar de la chía. También es una buena forma de utilizar ese resto de bebida con chía que ha quedado: échelo en un molde y al congelador.

¿BEBER INMEDIATAMENTE?

Al leer estas recetas seguro que se habrá fijado en la instrucción «beber o comer inmediatamente». Hay una buena razón para esto: la chía está cargadita de fibra soluble, el tipo de fibra que se hincha cuando entra en contacto con el agua. De hecho tras 10 minutos de entrar en contacto con el agua, la capa exterior de la semilla de la chía empieza a liberar fibra soluble hasta formar un gel que hace que la chía aumente hasta nueve veces su tamaño. Eso hace que también se vuelva ligeramente gelatinosa. Por eso si se espera mucho para beber un batido con semilla de chía, lo más probable es que lo que se encuentre delante sea un vaso de pringosa gelatina. Seguirá estando delicioso y será muy nutritivo, pero puede que le cueste un poco bebérselo…

❖ **Batido de ponche con pera y jengibre** ❖

PARA 1 RACIÓN

Este batido típico de las fiestas es sabroso y rápido, lo que lo convierte en una delicia perfecta para unas fiestas con mucha acción. La receta proviene, una vez más, de Jackie Rafter. Sobre esta receta dice: «Este batido sabe casi como el ponche navideño. Es una buena forma de empezar el día o una maravillosa fuente de energía antes de salir y lanzarte a la ciudad».

Ingredientes:
- 1 cucharada de semillas de chía
- 1 pera grande pelada, cortada por la mitad y sin corazón
- 1 taza y media de agua
- 1 cucharada colmada de proteínas en polvo con sabor a vainilla (o cáñamo, arroz, suero de leche, etc.)
- 1 trozo de aproximadamente un centímetro de raíz de jengibre fresca pelada
- Media cucharadita de canela o de una mezcla de canela, clavo y nuez moscada
- Opcional: edulcorante para endulzar
- 3 o 4 cubitos de hielo

1. Añadir todos los ingredientes a la licuadora y batir a velocidad máxima. Mezclar hasta que el resultado se vea homogéneo.
2. Beber inmediatamente.

MITOS SOBRE LA CHÍA

- La chía es un antiguo alimento de Sudamérica.
  Falso. La chía viene originalmente del sur de México y Guatemala.
- La chía es la comida típica de los mayas.
  Falso. Aunque hay evidencias de que los mayas conseguían chía mediante el comercio, la chía era el alimento básico de los aztecas.
- La chía se utilizaba como planta sacrifical para los dioses y estaba prohibido que la comieran los mortales.
  Falso. Aunque la chía se le ofrecía como regalo a los dioses, también se utilizaba para el comercio, molida para hacer harina, mezclada con las bebidas, para hacer medicinas o se prensaba para obtener aceite.
- La chía crecía en «islas colgantes» de matas suspendidas que colgaban sobre tierras bajas y pantanosas.
  Verdadero. Los aztecas aprendieron este sistema de jardinería de sus predecesores, los toltecas, y lo utilizaban para la chía y para otros cultivos.

❖ Batido verde de chocolate especiado ❖

PARA 1 O 2 RACIONES

Este batido delicioso combina el chocolate y las verduras creando así una poderosa mezcla de nutrientes. Su creadora, Jackie Rafter, dice de él: «Además de verde es muy alcalinizante, lleno de minerales e increíblemente saludable. Si es usted muy valiente, pruebe a añadirle también media cucharadita de canela y el doble de jengibre crudo».

Ingredientes:
- 1 cucharada de semillas de chía
- 2 o 3 cucharadas de cacao crudo en polvo o un cuarto de taza de algarroba o granos de cacao tostados
- 2 tazas de agua
- 3 tazas de espinacas *baby* crudas
- Medio aguacate pelado
- 1 o 2 cucharadas colmadas de batido de proteínas en polvo con sabor a vainilla (arroz, cáñamo, suero de leche, etc.)
- 1 cucharadita de polvo de jengibre o un trozo de 1,5 centímetros de raíz de jengibre pelada
- 1 cucharadita de canela
- 8 cubitos de hielo
- Edulcorante al gusto

- Opcional: un cuarto o media cucharadita de espirulina o clorofila en polvo
- Opcional: 1 cucharadita de lecitina en polvo

1. Añadir todos los ingredientes a la licuadora y batir a velocidad máxima. Mezclar hasta que el resultado se vea homogéneo.
2. Beber inmediatamente.

BUENA CONSERVACIÓN

Muchos alimentos completos (por ejemplo el arroz integral, la semilla de lino o el germen de trigo) se ponen rancios muy rápidamente o son sensibles a infestaciones de plagas hambrientas. Pero la chía no. Gracias a sus niveles concentrados de antioxidantes, la chía no se estropea, ni siquiera si se almacena a temperatura ambiente en un armario durante ¡hasta dos años!

❖ Batido cremoso de frutas ❖

PARA 1 RACIÓN

Este batido refrescante es la versión repleta de nutrientes de esas bebidas con sabor a frutas de color fosforescente que se venden en las tiendas de las gasolineras de todo Estados Unidos. Es rápido, fácil y adictivamente delicioso, además de una receta fantástica y fácil de hacer para los niños.

Ingredientes:
- 1 cucharada de semillas de chía
- 1 taza y media de agua fría, agua de coco o de zumo de su elección (con zumo de pera queda especialmente bien y tiene un índice glucémico considerablemente más bajo que el de manzana, uva u otros zumos, lo que significa que no provocará que el nivel de azúcar en sangre suba después de beberlo)
- 1 taza (o media) de fruta congelada de su elección (se puede utilizar una mezcla de diferentes frutas o utilizarlas todas del mismo tipo)

1. Añadir todos los ingredientes a la licuadora y batir a velocidad máxima. Mezclar hasta que el resultado se vea homogéneo.
2. Beber inmediatamente.

❖ Batido refrescante tropical con champán ❖

PARA ENTRE 10 Y 20 RACIONES

Este batido es para las personas a las que les gusta unir salud y placer. Creado por la nutricionista holística Jackie Rafter, este batido refrescante es una receta para una ocasión especial que combina chía, fruta y alcohol (aunque Rafter también lo recomienda sin el alcohol). Lo probaron con 50 personas que no sabían que era tan sano como delicioso y les encantó. Rafter, que creo esta receta para el 75 cumpleaños de su madre, dice que: «es simple y fácil de hacer. La semilla de chía es excelente no solo para darle cuerpo a la bebida, sino también para absorber el alcohol».

Ingredientes:

- 3 cucharadas de semillas de chía
- 1 pomelo exprimido
- 1 o 2 naranjas exprimidas
- 1 trozo de 1,5 centímetros de raíz de jengibre fresca pelada
- 1 plátano pelado
- Medio mango pelado y troceado
- Un cuarto de piña fresca pelada y troceada
- 2 o 3 tazas de agua fría
- Edulcorante para endulzar
- 1 botella de champán o vino espumoso
- Una generosa cantidad de hielo

1. Añadir todos los ingredientes a la licuadora y batir a velocidad máxima. Mezclar hasta que el resultado se vea homogéneo.
2. Verter en una ponchera y añadir el champán.
3. Endulzar si es necesario.
4. Añadir el hielo.

¿CURA PARA LA RESACA?

Hay varios informes no oficiales que dicen que la chía se ha utilizado para prevenir las resacas o para reducir sus efectos. Aunque no lo he probado personalmente, tiene sentido: la chía contiene altos niveles de vitaminas A, vitamina B compleja, C y E, así como de ferulatos y muchos fitonutrientes. Todos esos nutrientes ayudan al cuerpo a librarse de las toxinas indeseadas, y todos se ven reducidos por el alcohol. Además la chía es hidratante, así que evita y trata la deshidratación provocada por el alcohol. Si quiere probarlo tras una noche de juerga, eche 1 cucharada de chía en un vaso de agua y bébaselo antes de acostarse. Repita la misma operación al levantarse si es necesario.

CHÍA *VERSUS* SALBA

Las personas que estén investigando el tema de la chía probablemente habrán oído hablar de Salba®. Es el nombre comercial de la chía blanca, que originalmente se plantaba y producía en Perú. Las pruebas han demostrado que las semillas de chía blancas y las negras tienen esencialmente la misma composición, aunque las semillas negras tienen niveles más altos de antioxidantes.

DULCES Y ALIMENTOS HORNEADOS

❖ Magdalenas con semillas de chía ❖

PARA 12 MAGDALENAS

Las magdalenas son la quintaesencia de los dulces de desayuno que se pueden llevar a cualquier parte y que les encantan tanto a los niños como a los adultos. También son un tentempié perfecto para cuando tenga ganas de algo dulce. Estas magdalenas no solo están deliciosas, sino que también son sabrosas y saciantes gracias a la chía.

Ingredientes:
- 1 paquete de mantequilla blanda
- Tres cuartos de taza de azúcar moreno o normal
- 2 huevos grandes batidos
- Tres cuartos de taza de yogur natural a temperatura ambiente
- 1 cucharadita y media de vainilla
- 2 tazas de harina de trigo integral de repostería o de harina normal sin blanquear
- Un tercio de taza de semillas de chía
- Media cucharadita de sal
- Un cuarto de cucharadita de bicarbonato
- Opcional: cobertura de azúcar y canela, que se hace con dos cucharaditas de azúcar y un cuarto de cucharadita de canela

1. Precalentar el horno a 190°. Colocar los papeles especiales en los huecos de un molde para magdalenas o engrasar directamente el molde.
2. En un recipiente grande mezclar la mantequilla y el azúcar hasta que el resultado quede ligero y esponjoso. Puede mezclarlo a mano, con la batidora de mano o con la amasadora.
3. Añadir los huevos, el yogur y la vainilla y mezclar.
4. En otro recipiente mezclar la harina, las semillas de chía, la sal y el bicarbonato.

CHÍA MOLIDA

Muchas de las recetas de esta sección incluyen chía molida. Aunque suene exótico, la chía molida no es nada más que las semillas de chía molidas hasta que quedan hechas un polvo fino que se pueda utilizar para las recetas de alimentos horneados como un ingrediente similar a la harina.

Para hacer su propia chía molida coja la cantidad de chía que quiera y muélala en un molinillo de café limpio, un robot de cocina o una batidora con turbo. Muela las semillas hasta que tengan una textura parecida a la de la arena (debe ser una harina gruesa). Este polvo se almacena bien, así que puede moler una cantidad extra para tener la chía molida a mano para cualquier receta.

5. Lentamente ir añadiendo los ingredientes secos a la mezcla cremosa e ir revolviendo hasta que esté todo mezclado. No mezclar demasiado.
6. Rellenar los moldes de magdalenas hasta un nivel de unos dos tercios con esta mezcla.
7. Si lo desea, cubrir con la mezcla de azúcar y canela.
8. Hornear hasta que las magdalenas estén doradas, unos 15 o 20 minutos. Dejarlas enfriar antes de sacarlas del molde.

❖ **Magdalenas con chía sin gluten** ❖

PARA HACER 2 DOCENAS DE MAGDALENAS NORMALES O 4 DOCENAS DE MINIMAGDALENAS

El gluten es la proteína que se encuentra en el trigo y en sus parientes cercanos entre los que incluyen la espelta, el kamut, la semolina, el centeno e incluso la cebada. Las personas con intolerancia al gluten y las que tienen esprúe celíaco deben evitar el gluten. En esta facilísima receta la chía molida sustituye a la harina de trigo normal; es un ejemplo de lo fácil que es hacer postres al horno sin trigo. **Nota**: Es posible hacer esta receta con moldes para minimagdalenas. Estas magdalenas suben más y son más ligeras si se hacen de tamaño pequeño.

Ingredientes:
• 1 taza y media de chía molida
• 2 cucharaditas de levadura en polvo
• Media cucharadita de sal
• 1 huevo grande batido
• 1 cucharadita de vainilla
• Un cuarto de taza de aceite o mantequilla fundida
• Media taza de leche (de vaca, de coco, de almendras, de arroz, etc.)
• Un cuarto de taza de miel
• Opcional: 1 taza de pasas, arándanos rojos secos, albaricoques secos troceados, arándanos congelados o melocotón troceado

1. Precalentar el horno a 190°. Colocar los papeles especiales sobre dos moldes de magdalenas normales o cuatro de minimagdalenas o engrasar un poco los moldes.
2. En un recipiente de tamaño medio mezclar la chía molida, la levadura y la sal.
3. En un recipiente grande mezclar el huevo, la vainilla, el aceite, la leche y la miel hasta que todo esté bien combinado.
4. Añadir los ingredientes secos a los líquidos y a continuación la fruta si se desea. Mezclar con cuidado hasta que todo esté integrado.
5. Rellenar cada molde o papel de magdalena hasta unos dos tercios con la mezcla.

6. Meter en el horno a altura media hasta que estén doradas, normalmente entre 20 y 25 minutos.
7. Dejar enfriar dentro de los moldes durante 5 minutos antes de sacarlas.

POSTRES SIN GLUTEN

El gluten, la proteína del trigo, le da a todos los alimentos que pasan por el horno su estructura y una textura suave y ligera. Si le han recomendado que no tome gluten tiene varias opciones y una de ellas es la chía. Solo debe tener en cuenta que los postres sin trigo tendrán una textura más pesada y más húmeda o una más seca, dependiendo de la harina sin gluten que utilice para hacerlos.

❖ Magdalenas de proteínas ❖

PARA 12 MAGDALENAS

Estas magdalenas son ideales para personas que necesiten muchas proteínas (corredores de largas distancias, levantadores de peso, triatletas, mujeres embarazadas) así como para las personas a las que les gusten las magdalenas consistentes. También puede poner una con el bocadillo de sus hijos o meter una al bolso para tomar como tentempié a media mañana.

Ingredientes:
- 1 taza de judías blancas o negras cocidas
- Un tercio de taza de chía molida
- Un tercio de taza de cacao natural en polvo
- Media taza de azúcar moreno o blanco
- 1 taza de harina de trigo integral de repostería
- 1 cucharadita de bicarbonato
- 1 cucharadita de canela
- Media cucharadita de jengibre
- Media cucharadita de sal
- 1 taza de zanahoria rallada (más o menos 2 zanahorias de tamaño medio)
- 1 huevo grande batido
- Media taza de aceite virgen de coco licuado
- 1 cucharadita de vainilla

1. Precalentar el horno a 190°. Colocar los papeles especiales en los huecos de un molde para magdalenas o engrasar directamente el molde.
2. Hacer puré las judías con la ayuda de un robot de cocina o una batidora potente. Reservar.
3. En un recipiente grande mezclar la chía, el cacao, el azúcar, la harina, el bicarbonato, la canela, el jengibre y la sal.

4. En otro recipiente echar el puré de las judías, la zanahoria, el huevo, el aceite de coco y la vainilla. Mezclar bien.
5. Añadir los ingredientes secos a la mezcla con las judías sin dejar de remover hasta que los ingredientes se mezclen bien.
6. Rellenar cada molde hasta unos dos tercios con la mezcla.
7. Meter en el horno a altura media hasta que, al introducir un palillo dentro de las magdalenas salga limpio, unos 15 o 20 minutos. Comprobar con frecuencia si ya están listas para no correr el riesgo de que se hagan demasiado.
8. Dejar enfriar en los moldes durante 5 minutos antes de sacarlas.

❖ **Pan de maíz con chía** ❖

PARA ENTRE 6 Y 9 RACIONES

El pan de maíz al estilo del sur de Estados Unidos es el perfecto acompañamiento para verduras salteadas, judías, chile, sopas o guisos. Y además puede ser un aperitivo muy nutritivo. Esta versión sabrosa y sin gluten se hace con la chía, rica en fibra y llena de nutrientes.

Ingredientes:
- 3 cucharaditas de aceita de oliva virgen extra, aceita de coco virgen u otro aceite
- 2 tazas de harina de maíz amarilla o blanca
- 1 cucharadita de levadura
- 1 cucharada de chía molida
- Media cucharadita de sal
- 1 huevo grande batido
- 1 taza y media de leche (de vaca, suero de leche, leche de arroz, leche de almendras, leche de coco, etc.)

1. Precalentar el horno a 190°.
2. Verter el aceite en una cacerola de hierro fundido de unos 23 centímetros o una fuente de horno de cristal de tamaño similar y meterla en el horno que se está precalentando.
3. Mezclar la harina de maíz, la levadura, la chía molida y la sal en un recipiente de tamaño medio hasta que esté todo bien combinado.
4. Añadir el huevo y la leche. Revolver hasta que esté todo bien mezclado.
5. Sacar la cacerola del horno y repartir bien el aceite hasta cubrir todo el fondo y un poco los lados. Con mucho cuidado echar el aceite caliente sobrante en la mezcla de la harina de maíz. Revolver hasta que esté mezclado.
6. Verter la mezcla en la cacerola caliente. Hornear hasta que el pan esté firme en el centro y un poco dorado, alrededor de unos 20 minutos.
7. Dejar enfriar durante 5 minutos antes de cortarlo en rebanadas. Servir templado.

❖ <u>Bizcocho de plátano</u> ❖

PARA ENTRE 6 Y 9 RACIONES

¿A quién no le gusta el bizcocho de plátano? Dulce, con el sabor de la fruta y saciante, este dulce casero es un verdadero alimento calmante. En esta receta está enriquecido además con la chía, lo que lo convierte en un tentempié o aperitivo muy sano.

Ingredientes:
- 5 cucharaditas de mantequilla (fundida) y un poco más para engrasar el molde
- Media taza de azúcar moreno o normal
- 2 huevos grandes (o el equivalente en sustitutivo del huevo) a temperatura ambiente
- 1 taza y media de harina normal
- 1 cucharadita de bicarbonato
- 1 cucharadita de sal
- Media cucharadita de canela molida
- Un cuarto de cucharadita de nuez moscada
- Un octavo de cucharadita de clavo molido
- 1 cucharada de chía molida
- 1 yogur (170 gramos) *light* de vainilla (o de coco)
- Tres cuartos de taza de plátano maduro (aproximadamente 1 plátano y medio) hecho puré
- Un cuarto de cucharadita de extracto de vainilla
- Opcional: Media taza de nueces o nueces de Pecán troceadas

1. Precalentar el horno a 190°.
2. Engrasar con mantequilla un molde rectangular de unos 20×10 centímetros.
3. En un recipiente grande batir la mantequilla con el azúcar hasta que la mezcla quede cremosa. Se puede hacer con una batidora de mano o con una amasadora. Batir a velocidad media hasta que quede bien mezclado y con textura suave.
4. Añadir los huevos de uno en uno mezclando bien después de añadir cada uno.
5. En un recipiente separado mezclar la harina, el bicarbonato, la sal, la canela, la nuez moscada, el clavo y la chía molida.

6. Alternando, añadir la mitad de la mezcla de la harina, todo el yogur y la otra mitad de la mezcla de la harina a la mezcla que se ha hecho con el azúcar, batiendo bien después de añadir cada cosa.
7. Añadir los plátanos, la vainilla y las nueces, si se van a utilizar.
8. Verter la mezcla en el molde rectangular preparado con antelación y meterlo en el horno a altura media.
9. Hornear hasta que al insertar un palillo de madera en el centro del bizcocho salga limpio, unos 50 o 60 minutos.
10. Dejar enfriar durante 10 minutos dentro del molde sobre una rejilla. Desmoldar el bizcocho, hacer rebanadas y servir.

SUSTITUTIVO DEL HUEVO PARA VEGANOS

Los veganos no comen huevos, lo que hace complicada la elaboración de postres. Por suerte existe la chía, que es un sustitutivo del huevo perfecto. Por cada huevo, combinar una cucharadita de semilla de chía con tres cucharaditas de agua. Mezclar y, antes de usar, dejar reposar durante 10 o 15 minutos para que se convierta en un gel.

❖ **Bizcocho de calabaza** ❖

PARA ENTRE 6 Y 9 RACIONES

Templado, especiado y delicioso, este bizcocho para chuparse los dedos es un postre que no falta en otoño en muchas casas. Esta versión de la receta destaca por la chía, que le da al producto terminado una textura jugosa y un perfil ultranutritivo.

Ingredientes:
- Media pastilla de mantequilla fundida y un poco más para engrasar el molde
- 1 cucharadita de edulcorante en polvo o el equivalente en otro sustituto del azúcar
- 1 huevo grande batido (para un menor contenido en grasa, usar dos claras de huevo)
- Media cucharadita de extracto de naranja o de vainilla
- 1 taza de calabaza enlatada
- Una taza y cuarto de harina normal
- 2 cucharaditas de levadura en polvo
- Tres cuartos de cucharadita de bicarbonato
- Media cucharadita de sal
- 1 cucharadita de chía molida
- 1 cucharadita y media de canela molida
- Tres cuartos de cucharadita de jengibre molido
- Un cuarto de cucharadita de nuez moscada molida

- Opcional: Media taza de pasas
- Opcional: Un tercio de taza de nueces de Pecán troceadas
- Opcional: 3 cucharaditas de mermelada de albaricoque o de preparado de frutas para untar (para la cobertura)
- Opcional: Nueces de Pecán por mitades o troceadas como decoración

1. Precalentar el horno a 190°.
2. Engrasar un molde rectangular de 20×10 centímetros con mantequilla.
3. Con la batidora, mezclar la mantequilla y el edulcorante hasta que estén bien combinados.
4. Añadir el huevo, el extracto de naranja y la calabaza.
5. En otro recipiente mezclar la harina, la levadura, el bicarbonato, la sal, la chía molida, la canela, el jengibre y la nuez moscada.
6. Añadir los ingredientes secos a la mezcla de huevo y calabaza poco a poco, batiendo después de añadir hasta que todo se mezcle bien.
7. Añadir las pasas y las nueces de Pecán troceadas, si se van a utilizar.
8. Verter la mezcla de forma homogénea en el molde engrasado y meterlo en el horno a altura media. Hornear hasta que se pueda meter un palillo en el centro del bizcocho y salga limpio, unos 35 o 40 minutos.
9. Dejar reposar el bizcocho 5 minutos dentro del horno antes de sacarlo. Desmoldarlo y dejarlo enfriar sobre una rejilla.
10. Si se desea ponerle cobertura, calentar la mermelada o el preparado de fruta para untar hasta que se haya fundido. Pintar con un pincel o echar a cucharadas la cobertura sobre el bizcocho. Decorar con nueces de Pecán si se desea.

PREPARADO PARA TARTAS MEJORADO

Los preparados para tartas y bizcochos no son lo más nutritivo del mundo, pero si tiene el tiempo ajustado, le ayudarán a hacer una docena de magdalenas para la fiesta del colegio de los niños en un momento. Puede hacer más sano ese preparado para tartas con la chía. Simplemente cambie la mitad del aceite que se recomienda en las instrucciones por gel de chía (consultar la receta en la página 87). Si va a usar un glaseado también preparado, le sugiero que mezcle una cucharadita de gel de chía con él antes de echarlo sobre el bizcocho o las magdalenas.

❖ **Barritas de cereales con chía** ❖

PARA ENTRE 9 Y 12 RACIONES

Con esta receta se pueden hacer unas barritas de cereales sabrosas del tipo de las que se suelen encontrar en los pasillos de los supermercados. Pero estas solo contienen los mejores ingredientes: aceite de coco, chía, copos de avena, frutos secos, dátiles y chocolate. ¡Ñam, ñam!

Ingredientes:

- Un cuarto de taza de aceite de coco virgen licuado
- 1 cucharadita de chía molida
- 1 taza de dátiles de la variedad Medjool (o ciruelas pasas) deshuesados y troceados
- Un cuarto de taza de leche de almendras
- Una cucharadita de extracto de vainilla
- Opcional: Media cucharadita de extracto de almendra
- Una taza y media de copos de avena
- Media taza de harina de trigo integral de repostería
- Un tercio de taza de frutos secos bien picados (cualquier fruto seco; una sola variedad o una mezcla)
- Tres cuartos de cucharadita de bicarbonato
- Media cucharadita de sal
- Entre un cuarto y media taza de chocolate negro troceado o de mini chips de chocolate

1. Precalentar el horno a 190°.
2. Mezclar con una batidora potente el aceite de coco, la chía molida, los dátiles, la leche, el extracto de vainilla y el extracto de almendra. Batir hasta que se convierta en una pasta suave y homogénea.
3. En un recipiente grande mezclar los copos de avena, la harina, los frutos secos, el bicarbonato y la sal hasta que esté todo bien combinado.
4. Añadir la mezcla de la chía y el chocolate troceado a la mezcla de la harina y revolver bien hasta que esté todo bien combinado.
5. Extender la mezcla sobre un papel de horno en una capa de más o menos un centímetro con forma de rectángulo. La mezcla no debe llegar hasta los extremos de papel de horno.
6. Antes de meterlo en el horno, remojar un cuchillo en agua fría y cortar la pasta en barritas de unos 10×5 centímetros.
7. Hornear a altura media hasta que estén dorados y firmes al tacto, entre 12 y 15 minutos.

POSTRES BAJOS EN GRASA CON CHÍA

La grasa le da a los postres horneados esa textura húmeda y tierna tan apreciada. Para las personas que quieran reducir la cantidad de grasa de sus magdalenas, bizcochos, galletas o tartas favoritas, la chía puede ser un aliado. El gel de chía (consultar la receta en la página 87) se puede utilizar cucharada a cucharada para reemplazar la grasa o el aceite de sus recetas favoritas. Si en la receta de una tarta pone «8 cucharadas de mantequilla», puede reemplazar la mitad de ellas por gel de chía sin que el resultado se vea afectado. La chía también le da humedad a las recetas horneadas. Si la receta de la abuela de sus galletas con trocitos de chocolate favoritas pone que use 8 cucharadas de mantequilla, si utiliza 4 cucharadas de gel de chía, no alterará el sabor ni la textura de su receta.

ALIMENTOS PARA EL DESAYUNO

❖ Gel de chía ❖

PARA UNA TAZA Y CUARTO

Muchas de las recetas de este libro incluyen el gel de chía, un basico de la cocina con chía rápido y fácil que se puede hacer en casa y guardar en la nevera. Con una buena cantidad de gel de chía preparada podrá mejorar el perfil nutricional de sus alimentos favoritos. Añádaselo a alimentos cremosos, líquidos, condimentos, aliños de ensaladas e incluso a la mantequilla de cacahuete y la gelatina. Este gel no afecta a los sabores, pero lo que sí hace es aumentar los niveles de vitaminas y minerales y añadir proteínas y ácidos grasos omega-3, a la vez que ayuda con la pérdida de peso porque llena el estómago de fibra. A continuación le explicamos la forma de hacer gel de chía.

Ingredientes:
- 1 taza de agua fría
- Una cucharada y tres cuartos de semillas de chía

1. Verter agua en un recipiente de plástico o de cristal que se pueda cerrar. Echar las semillas de chía lentamente en el agua mezclando con una varilla de batir.
2. Esperar 2 o 3 minutos y después volver a mezclar con la varilla.

3. Dejar que la mezcla se estabilice durante unos 10 minutos antes de volver a mezclar con la varilla. Cerrar el recipiente y guardar la mezcla en la nevera durante 2 semanas para poder volver a usarla cuando sea necesario. Volver a mezclar antes de usar. **Nota:** Al mezclarlas con el agua las semillas de chía se reblandecen un poco, pero seguirán estando ligeramente crujientes.

❖ <u>Tortitas de canela y naranja</u> ❖

PARA 4 RACIONES

Las tortitas son la quintaesencia de los alimentos para el desayuno, perfectas para las mañanas de los fines de semana con la familia. No solo son unos dulces deliciosos y tremendamente saciantes sin huevo, sino que también están llenos de una enorme cantidad de nutrientes y fibra. En otoño puede probar estas tortitas con peras, manzanas salteadas o con membrillo.

Ingredientes:
- Tres cuartos de taza de harina de trigo integral de repostería
- 1 taza de harina de avena
- 2 cucharaditas de levadura en polvo
- 1 cucharadita de azúcar moreno
- 1 cucharadita de canela
- 1 taza de leche
- Tres cuartos de taza de zumo de naranja
- Tres cuartos de taza de gel de chía (consultar la receta en la página 87)
- Opcional: 1 cucharadita de ralladura de piel de naranja
- Aceite vegetal o similar según sea necesario

1. En un recipiente grande añadir los ingredientes secos. Mezclar hasta que está todo bien combinado.
2. En otro recipiente mezclar todos los ingredientes líquidos, el gel de chía y la ralladura de naranja, si se va a utilizar.
3. Verter los ingredientes líquidos sobre los ingredientes secos y mezclar hasta que se humedezcan.
4. Engrasar la sartén o la parrilla antiadherente con aceite o similar y calentar a temperatura media. Echar con un cucharón media o tres cuartos de taza de la mezcla sobre la sartén, según el tamaño que se desee para la tortita.
5. Darle la vuelta a las tortitas cuando aparezcan burbujas en la superficie. Cocinar hasta que el lado de abajo esté dorado.
6. Servir con sirope de naranja y dátiles (la receta aparece a continuación) o cualquier acompañamiento propio de las tortitas.

❖ Sirope de naranja y dátiles ❖

PARA UNAS 2 TAZAS

Este delicioso sirope no solo tiene un sabor increíble, sino que es muy nutritivo gracias a los dátiles, el zumo de naranja y la chía. También es ideal para mezclarlo con yogur natural, como acompañamiento para el desayuno o para echárselo al helado. ¡Que le aproveche!

Ingredientes:
- 1 taza de agua hirviendo
- 1 taza de dátiles sin hueso
- Tres cuartos de taza de zumo de naranja concentrado y congelado, un poco derretido
- 1 taza de gel de chía (consultar la receta en la página 87)

1. Verter el agua hirviendo en un recipiente sobre los dátiles y dejarlo reposar durante 10 minutos. Hacer un puré con ellos con un aplastapatatas o simplemente apretando con el dorso de un tenedor.
2. Añadir el concentrado de zumo de naranja.
3. Verter la mezcla de zumo y dátiles en el vaso de la batidora y licuar.
4. Verterlo de nuevo en el recipiente y mezclar con el gel de chía hasta que la mezcla esté homogénea.
5. Guardar en un frasco en la nevera. Agitar antes de usar.

❖ Tostadas francesas con chía ❖

PARA 2 o 3 RACIONES

La chía le aporta fibra, vitaminas, minerales, ácidos grasos omega-3, proteínas y mucho más a lo que es tradicionalmente un dulce de desayuno bajo en nutrientes. Si lo prueba se dará cuenta de que se siente saciado y con más energía. ¡A los niños les encanta!

Ingredientes:

- 2 huevos grandes
- 4 cucharaditas de gel de chía (consultar la receta en la página 87)
- 4 o 6 rebanadas de pan integral, preferiblemente del día anterior o un poco seco
- Aceite vegetal o similar según sea necesario

1. En un recipiente de tamaño mediano, batir los huevos hasta que la mezcla esté homogénea.
2. Añadir el gel de chía.
3. Remojar el pan en la mezcla de huevo y chía, rebozando bien ambos lados.
4. Calentar una sartén grande a temperatura media y engrasarla con el aceite o similar. Freír las rebanadas de pan empapadas durante 2 o 3 minutos, hasta que estén doradas. Dar la vuelta a la rebanada y repetir el proceso.
5. Servir con el «Sirope de desayuno con chía» (la receta aparece a continuación) o con cualquier otro acompañamiento adecuado.

❖ <u>Sirope de desayuno con chía</u> ❖

PARA MEDIA TAZA

Su sirope de desayuno favorito, pero más sano. Esta facilísima receta es genial para tortitas, gofres, tostadas francesas o incluso para echárselo al helado.

Ingredientes:

- 2 cucharaditas de gel de chía (consultar la receta en la página 87)
- Media taza de sirope de arce o de frutas (se puede guardar indefinidamente en la nevera en un frasco bien cerrado)

1. En un recipiente grande mezclar el gel de chía y el sirope hasta que el resultado se vea homogéneo.
2. Conservar en un frasco bien cerrado en la nevera hasta dos semanas.

CHÍA PARA UNTAR

Puede hacer su propia mantequilla dulce de frutos secos para untar que será perfecta para sándwiches rápidos o para acompañar galletas integrales o rodajas de manzana. Se hace así: mezclar media taza de mantequilla de frutos secos de su elección (almendra, anacardos, pipas de girasol, semillas de sésamo, cacahuete), un cuarto de taza de su sirope favorito (sirope de arce, de fruta, sirope de desayuno con chía) y una cucharadita de semillas de chía. Mezclar bien. Se puede guardar en la nevera en un frasco bien cerrado hasta dos semanas.

❖ Huevos revueltos con chía ❖

PARA 1 O 2 RACIONES

Si suele tomar un par de huevos en el desayuno, con esta receta puede que se dé cuenta de que está comiendo menos. Eso es porque la chía se expande en el estómago creando una agradable sensación de saciedad a la vez que le proporciona una gran cantidad de nutrientes.

Ingredientes:

- 2 huevos grandes
- Una cucharadita de gel de chía (consultar la receta en la página 87)
- Aceite vegetal o similar

1. En un recipiente de tamaño mediano, batir los huevos.
2. Añadir el gel de chía y volver a batir hasta que esté bien mezclado.
3. Calentar una sartén a fuego medio-bajo y engrasarla un poco con aceite vegetal o similar. Verter los huevos y cocinarlos mezclándolos con cuidado hasta que queden revueltos.

❖ *Frittata* con chía ❖

PARA 2 RACIONES

Esta fácil receta es una forma genial de acabar las verduras que sobraron de la guarnición de la comida del día anterior. Utilice lo que tenga a mano; esta receta tan deliciosa es totalmente flexible. Sírvala con una ensalada verde y tendrá una cena o una comida rápida y cargada de nutrientes.

Ingredientes:

- 3 huevos grandes
- 1 cucharadita de gel de chía (consultar la receta en la página 87)
- Un cuarto o media taza de verduras cocidas y troceadas
- Aceite vegetal o similar

1. En un recipiente de tamaño medio batir los huevos.
2. Añadir el gel de chía y mezclar hasta que esté bien combinado.
3. Añadir las verduras y mezclar.
4. Calentar la sartén a fuego medio y engrasarla un poco con el aceite. Verter la mezcla con el huevo y cocinarla, sin revolver, hasta que los huevos cuajen.
5. Dejar que la *frittata* se enfríe un poco dentro de la sartén antes de sacarla. Cortarla en trozos triangulares y servir.

❖ «Yogur» crudo de vainilla y coco ❖

PARA 1 O 2 RACIONES

Este exquisito yogur es ideal para las personas que no toman productos lácteos. Suave y cremoso, es una creación de Jackie Rafter. Fácil y rápido de preparar, esta receta proporciona un desayuno delicioso y saciante o un acompañamiento fantástico para sus cereales preferidos.

Ingredientes:
- 1 o 2 cucharadas de semillas de chía
- 1 taza de coco seco (desecado)
- 1 taza de agua fresca filtrada o de agua de coco (la cantidad depende de cómo se quiera el yogur)
- 1 cucharada de agave puro, sirope de arce, miel o un poco de edulcorante
- 1 cucharadita de extracto de vainilla
- 1 cucharadita de extracto de avellanas o almendras (opcional)
- Un poquito de sal
- Acompañamiento opcional: frutas frescas o frutas del bosque y miel o sirope de agave puro

1. Colocar todos los ingredientes, excepto el acompañamiento de frutas opcional, en una batidora o robot de cocina. Batirlos hasta que el yogur quede suave y cremoso.

2. Añadir más agua o agua de coco si es necesario para conseguir una consistencia más propia del yogur.
3. Servir en un recipiente y echarle trozos de fruta fresca o frutas del bosque. Decorar con un chorrito de miel o de sirope de agave puro. Guardar lo que sobre del yogur en la nevera. Si más adelante se desea una textura más cremosa, simplemente añadir más agua.

❖ Gachas de avena con chía ❖

PARA 2 RACIONES

La avena y la chía hacen una combinación naturalmente perfecta y crean un desayuno completo, nutritivo y saciante que beneficia al corazón y ayuda a las personas que están a dieta a perder peso. Puede acompañar estas gachas de toda la vida con fruta seca, fruta fresca, miel, sirope de arce, o cualquier cosa que se le ocurra.

Ingredientes:
- 1 taza y tres cuartos de agua
- Tres cuartos de taza de copos de avena
- Una pizca de sal
- 1 cucharadita de semillas de chía
- Opcional: 1 cucharadita de mantequilla o aceite de coco

1. Poner a calentar el agua en un cazo a fuego medio.
2. Cuando el agua rompa a hervir, añadir los copos de avena, la sal y la mantequilla o el aceite de coco (si se utiliza). Revolver y poner a cocinar a fuego bajo.
3. Después de 5 minutos cocinándose, apartar del fuego. Echar las semillas de chía, mezclar bien y servir inmediatamente.

DESAYUNOS RÁPIDOS CON CHÍA

La chía es tan fácil de usar que no hace falta hacer una receta rebuscada para disfrutarla. Es suficiente con añadírsela a su desayuno favorito. A continuación le proponemos unas cuantas ideas.

- Espolvorear una cucharadita de chía sobre los cereales o sobre la avena.
- En un recipiente poner una capa de fruta, otra de yogur y echar por encima unas semillas de chía; un desayuno perfecto.
- Añadir chía a su receta de tortitas o gofres favorita.
- Espolvorear chía sobre los gofres antes de cocinarlos o sobre las tortitas antes de darles la vuelta.
- Añadir unas pocas semillas de chía a una tortilla antes de darle la vuelta en la sartén.
- Echar huevos revueltos, salsa picante, judías negras y semillas de chía sobre una tortilla mexicana antes de enrollarla; un desayuno muy sano.

❖ **Gachas con quinoa y chía** ❖

PARA 2 RACIONES

Un superalimento se une a otro en esta receta de gachas. La quinoa es una pequeña semilla muy apreciada en la zona de los Andes por tener un perfil muy alto en aminoácidos, proteínas y altos niveles de magnesio y hierro. Si unimos esta semilla con la chía, la combinación resulta uno de los desayunos con más nutrientes que se pueden encontrar.

Ingredientes:
- 1 taza y media de agua o leche (de vaca, de arroz, de almendras, de cáñamo, de coco, etc.)
- 1 taza de quinoa, enjuagada y colada
- Una pizca de sal
- 1 cucharada de semillas de chía
- Opcional: 1 cucharadita de mantequilla o aceite de coco

1. Poner a calentar el agua o la leche en un cazo a fuego medio-alto.
2. Cuando el agua empiece a hervir, añadir la quinoa, la sal y la mantequilla o el aceite de coco (si se utiliza). Revolver, tapar y bajar el fuego al mínimo.
3. Comprobar después de 10 minutos. Si el grano está blando, retirar del fuego, echar las semillas de chía, mezclar y servir inmediatamente.

❖ **Muesli con chía** ❖

PARA 12 TAZAS

El muesli es tan divertido y fácil de hacer que no hay excusa para no probar a hacerlo. Esta receta es un lienzo en blanco abierto a su creatividad. Puede cambiar las semillas de calabaza o las avellanas por almendras, el extracto de almendra por vainilla, etc. Se dará cuenta de que esta receta es más ligera que el muesli que se encuentra en los supermercados. También tiene mucho menos azúcar. Y al añadirle las semillas de chía le estamos incorporando una cantidad impresionante de nutrientes, así como fibra saciante.

Ingredientes:
- 4 tazas de copos de avena
- Media taza de salvado de avena
- Media taza de coco seco (desecado) y sin azucarar
- Un cuarto o un tercio de taza de almendras troceadas
- Una pizca de sal
- 1 o 2 cucharadas de semillas de chía
- Un cuarto de taza de leche de coco
- Un cuarto de taza de aceite de coco virgen
- Un tercio de taza de sirope de arce
- Un cuarto de taza de zumo de manzana
- Opcional: Media cucharadita de extracto de vainilla
- Opcional: Un cuarto de taza de fruta seca troceada

1. Precalentar el horno a 175°.
2. En un recipiente grande mezclar los ingredientes secos hasta que esten bien combinados.
3. Poner en un cazo la leche de coco, el aceite de coco, el sirope de arce y el zumo de manzana a calentar a fuego medio. Esperar hasta que rompa a hervir y cocinar durante 2 minutos.
4. Apartar del fuego y añadir el extracto de vainilla, si se va a utilizar. Verter la mezcla sobre los ingredientes secos y revolver hasta que queden bien cubiertos.
5. Repartir la mezcla sobre dos papeles de horno y hornear hasta que esté dorado y despida un olor agradable, unos 7 u 8 minutos.
6. Dejar enfriar sobre la bandeja de horno. Mezclar con las frutas secas si se van a utilizar.
7. Guardar este muesli en un recipiente hermético en un lugar fresco y seco.

MÁS CALCIO

Los productos lácteos no son la única forma de proporcionarle al cuerpo el calcio que necesita. Las semillas de chía son ricas en este mineral tan importante para la formación de los huesos. La chía tiene cinco veces más calcio que la misma cantidad de leche de vaca. Además la chía también contiene boro, un elemento que ayuda a transferir el calcio a los huesos.

❖ Tomates gratinados con chía al estilo australiano ❖

PARA 2 RACIONES

Medio tomate gratinado (normalmente con unas cuantas miguitas doradas y deliciosas por encima) es un alimento básico del desayuno en el país de los canguros y se suele servir con el desayuno tradicional australiano de melocotones en lata y judías sobre una tostada. ¿No tiene judías en la despensa? No se preocupe; este acompañamiento tan sabroso queda perfecto con cualquier cosa o se puede comer solo incluso como aperitivo.

Ingredientes:
- 1 tomate de ensalada
- 2 cucharadas de migas de pan
- 1 cucharaditas de aceite de oliva o mantequilla fundida
- 1 cucharadita de semillas de chía
- Una pizca de sal y pimienta

1. Precalentar el grill.
2. Cortar el tomate en dos mitades longitudinalmente. Colocar las dos mitades sobre una bandeja apta para el grill.
3. En un recipiente pequeño mezclar las migas de pan, el aceite o la mantequilla, la sal o la pimienta. Echar la mezcla sobre cada mitad del tomate.
4. Colocar ambas mitades bajo el grill hasta que la mezcla que los cubre esté dorada y el tomate blando. Sacar del horno y espolvorear las semillas de chía sobre los tomates antes de servir.

CORRECTOR DE LA ACIDEZ

Los tomates contienen ácido cítrico y ácido málico, que le dificultan su digestión a algunas personas. Si tiene acidez de estómago, ardores u otros signos de problemas de digestión después de comer tomates, puede que un poco de chía le ayude. ¿Cómo? La chía absorbe los ácidos que burbujean en el estómago a consecuencia de los alimentos ácidos igual que absorbe el agua, lo que puede ser justo lo que necesita para disfrutar de una comida ácida con mucho tomate sin experimentar esa incomodidad.

COMIDA

❖ Sopa rápida ❖

PARA 1 O 2 RACIONES

Esta receta es una vuelta de tuerca a la sopa en lata. Siguiéndola se puede hacer una comida rápida y baja en grasas, ideal para cuando apetece algo rápido y nutritivo.

Ingredientes:

- 1 lata de sopa o chile de carne según preferencias (preferiblemente de alguna de las marcas que las fabrican sin aditivos)
- 1 o 2 cucharadas de gel de chía (consultar la receta en la página 87)

1. Calentar la sopa en una cazuela a fuego medio-bajo o como digan las instrucciones de la lata.
2. Apartar del fuego, echar el gel de chía y mezclar.

SOPAS MEJORADAS

Antes de añadir el gel de chía, las semillas de chía o la chía molida a sopas, guisos o chiles apague el fuego y espere unos minutos a que el líquido se enfríe un poco antes de echar la chía. De esa forma conseguirá que no se pierda ninguno de los nutrientes de la chía.

❖ Sopa de invierno con frijoles de Lima ❖

PARA ENTRE 6 Y 8 RACIONES

Los frijoles de Lima, que reciben su nombre por la capital de Perú, son suaves, mantecosos y están cargados de minerales, proteínas y fibra que reducen el colesterol. También puede hacer esta receta con judías blancas de cualquier tipo.

Ingredientes:

- 2 tazas de frijoles de Lima secos, puestos a remojo la noche anterior.
- 8 tazas de caldo de pollo o de verduras (más si es necesario)
- Un cuarto de taza de aceite de oliva virgen extra
- 1 cebolla grande cortada muy fina
- 2 dientes de ajo picados
- 2 zanahorias cortadas muy finas
- Un octavo de cucharadita de pimienta cayena
- 1 cucharadita de perejil seco
- Medio pimiento rojo troceado
- Medio pimiento verde troceado
- Media taza de gel de chía (consultar la receta en la página 87)
- Sal al gusto

1. Poner a cocer los frijoles y el caldo en una olla o en una cazuela grande a fuego medio-alto. Cocer durante 10 minutos.
2. Bajar el calor del fuego y hervir a fuego lento hasta que los frijoles estén tiernos, unos 30 minutos. Añadir más caldo o agua si es necesario.

3. Echar el aceite de oliva en una sartén a fuego medio y saltear las cebollas, el ajo, las zanahorias, la cayena y el perejil seco hasta que las verduras estén tiernas, unos 3 minutos.
4. Añadir las verduras salteadas a los frijoles de Lima. Revolver para mezclar.
5. Añadir el pimiento verde, el pimiento rojo y el gel de chía a la cazuela y hervir a fuego lento durante otros 20 minutos para que los sabores se combinen.

❖ Sopa cremosa de champiñones y anacardos ❖

PARA ENTRE 4 Y 6 RACIONES

La leche de anacardos es un pilar de la dieta vegana, muy apreciada por su textura rica y cremosa y su agradable sabor. Se combina en esta receta con los champiñones y la chía para conseguir una sopa deliciosa. Si le añade una ensalada verde y algo de proteína tendrá una comida completa y exquisita.

Ingredientes:
- 1 taza de anacardos crudos, lavados concienzudamente con agua caliente
- 5 tazas y media de caldo de pollo o verduras o agua
- 1 cucharada y media de semillas de chía secas
- 1 cucharada y media de mantequilla
- 500 gramos de champiñones laminados, de diferentes variedades si es posible
- 2 cucharadas de aceite virgen extra
- 1 cucharada y media de cebollas amarillas o dulces (de la variedad Maui, Vidalia o Walla Walla) troceadas
- 1 tallo de apio con sus hojas troceados
- 2 dientes de ajo troceados
- 1 cucharadita de aceite de sésamo tostado prensado en frío
- 1 cucharadita de tamari
- 1 cucharadita y media de albahaca seca
- Media cucharadita de sal (o sal al gusto)
- Un octavo de cucharadita de pimienta cayena (o pimienta al gusto)
- Opcional: 1 tomate de tamaño medio sin pepitas y troceado como guarnición

1. En un robot de cocina o una batidora potente batir los anacardos con el caldo o el agua para hacer la leche de anacardos.
2. Echar las semillas de chía a la leche de anacardos y dejar reposar la mezcla durante 15 minutos.
3. Fundir la mantequilla en una sartén a fuego medio. Añadir la mitad de los champiñones y saltearlos durante 4 minutos.
4. Añadir los champiñones salteados a la batidora o el robot de cocina con la mezcla de leche de anacardos y chía y batir hasta que quede homogéneo.
5. Calentar el aceite de oliva en una cazuela grande a fuego medio y saltear las cebollas, el apio y el ajo hasta que se reblandezcan.

6. Echar el aceite de sésamo, el tamari y los champiñones que quedan. Saltear hasta que los champiñones estén blandos.
7. Añadir la mezcla de champiñones y leche de anacardos a la cazuela y dejar hervir la sopa a fuego lento durante 15 minutos.
8. Añadir la albahaca, la sal y la pimienta cayena al gusto.
9. Echar el tomate troceado inmediatamente antes de servir.

DATOS INTERESANTES SOBRE LOS ANACARDOS

Los anacardos son los reyes del mundo de los aperitivos porque tienen menos grasa que otros frutos secos, pero más proteínas y son deliciosos y adictivos. Usted sabe que le encantan, pero ¿sabía también estas cosas sobre ellos?

- Los anacardos son originariamente de las regiones costeras de la parte noreste de Brasil.
- La nuez del anacardo es una semilla con forma de riñón que se encuentra en el corazón de la manzana del anacardo, que se considera un manjar en Brasil y el Caribe, zona en la que esa fruta crece abundantemente.
- Los anacardos se venden sin cáscara, ¿por qué? Porque el interior de la cáscara del anacardo contiene una resina cáustica que se conoce como bálsamo del anacardo, que se extrae cuidadosamente antes de que el fruto se empaquete para el consumo humano. Esta resina se utiliza para hacer insecticidas y barnices.
- El nombre científico del anacardo es *Anacardium occidentale*.
- El anacardo pertenece a la misma familia que el pistacho y el mango.
- En el siglo XVI los exploradores portugueses se llevaron árboles de anacardos de Brasil y los introdujeron en otros países tropicales, entre ellos la India y África.
- En la actualidad los principales productores comerciales de anacardos son Brasil, Mozambique, Tanzania y Nigeria.
- La madera del anacardo es un recurso muy apreciado en Brasil.

❖ Sopa Mulligatawny con chía ❖

PARA 6 RACIONES

Esta es una de esas recetas deliciosas que le encantan a todo el mundo. También es tremendamente versátil. Pruebe a añadirle un poco de arroz que le ha sobrado o unos trozos de pollo o cordero o a echarle unos frutos secos como guarnición. Diviértase probando diferentes variantes.

Ingredientes:
- 5 tazas de caldo de pollo o de verduras (se puede sustituir una taza de caldo por una de leche de coco)
- 1 taza de lentejas rojas

- Media cucharadita de cúrcuma
- Opcional: 1 cucharadita de curry de Madrás en polvo
- 1 patata mediana troceada
- 5 dientes de ajo picados
- Un trozo de unos 3 centímetros de raíz de jengibre fresca pelada y rallada
- Un cuarto de cucharadita de cayena
- 1 cucharadita de coriandro molido
- 1 cucharada de zumo de limón
- 3 cucharadas de aceite de coco virgen licuado
- 1 taza y media de gel de chía (consultar la receta en la página 87)
- Sal y pimienta negra al gusto

1. En una cacerola grande poner a calentar a fuego medio el caldo, las lentejas, la cúrcuma, el curry (si se va a utilizar) y la patata. Hervir a fuego lento hasta que las lentejas y la patata estén blandas, unos 10 o 15 minutos. Añadir más caldo, agua o leche de coco si es necesario.
2. Añadir el ajo, el jengibre, la cayena, el coriandro, el zumo de limón, el aceite de coco y el gel de chía y hervir poco a poco durante otros 10 minutos para que se mezclen los sabores.
3. Añadir la sal y la pimienta negra al gusto.

MULLIGA... ¿QUÉ?

La palabra «mulligatawny» es la adaptación inglesa de la palabra tamil que significa «caldo de pimienta». Esta sopa picante se convirtió en una de las favoritas de los británicos durante la colonización de la India a finales del siglo XVIII. El plato emigró a Inglaterra con la vuelta de los ingleses y después se fue extendiendo por toda la Commonwealth británica y mutando. Algunas versiones omiten el curry de la original, otras no incluyen la leche de coco, mientras que otras añaden cilantro, usan caldo de pollo en vez del original caldo de cordero e incluso añaden manzanas o frutos secos troceados. En otras palabras, que hablamos de una sopa con la que se puede jugar, así que añada o quite lo que le parezca, sin miedo.

❖ **Rollito energético** ❖

PARA 1 RACIÓN

Este tipo de rollitos son divertidos de hacer y fáciles de comer. También son muy versátiles. Esta versión cargada de proteínas puede personalizarse de la forma que más le guste.

Ingredientes:

- 2 cucharadas de hummus, natural o con algún sabor
- 1 cucharadita de gel de chía (consultar la receta en la página 87)
- 1 tortilla mexicana grande o cualquier otra cosa que se pueda enrollar (preferiblemente integral o sin gluten)

- Opcional: Una pizca de pimienta negra o un poco de salsa picante
- 1 cucharada de semillas de girasol
- Un cuarto de taza de zanahoria rallada
- 2 hojas de lechuga romana o de otra variedad
- Un cuarto o medio aguacate en rodajas longitudinales

1. En un recipiente pequeño mezclar el hummus, el gel de chía y la pimienta o la salsa picante si se va a utilizar.
2. Poner la tortilla sobre una superficie plana. Untar con la mezcla de hummus y la chía toda la superficie de la tortilla dejando más o menos 1 centímetro desde el borde de la tortilla.
3. Espolvorear semillas de girasol sobre el hummus dejando un margen de unos 3 centímetros desde el borde inferior de la tortilla. Así será más fácil y más limpio enrollarla.
4. Echar sobre todo eso las zanahorias ralladas, la lechuga y las rodajas de aguacate, con cuidado de mantener ese margen de 3 centímetros en la parte inferior.
5. Empezando por la parte superior, enrollar la tortilla formando un tubo. Apretar suavemente el rollito para que quede bien sellado.

MEJORAR UN CONDIMENTO DE FORMA FÁCIL

Casi cualquier condimento, salsa o crema para untar se puede mejorar añadiéndole gel de chía (consultar la receta en la página 87). Experimente cuanto quiera, pero si necesita algunas ideas, a continuación le hacemos unas cuantas propuestas.

- Mantequilla de cacahuete: Añadir hasta 1 cucharada de gel de chía por cada cucharada de mantequilla de cacahuete.
- Mermelada o gelatina: Añadir 1 cucharadita de gel de chía por cada cucharada de gelatina o mermelada.
- Sirope de arce o miel: Añadir 1 cucharadita de gel de chía por cada cucharada de sirope.
- Mayonesa: Añadir hasta una cucharada de gel de chía por cada cucharada de mayonesa.
- Mostaza: Añadir hasta 1 cucharada de gel de chía por cada cucharada de mostaza.
- Ketchup y salsa rosa: Añadir 1 cucharadita de gel de chía por cada cucharada de ketchup o salsa rosa.
- Salsa barbacoa: Añadir 1 cucharadita de gel de chía por cada cucharada de salsa barbacoa.
- Guacamole: Añadir media cucharada de gel de chía por cada cucharada de guacamole.
- Hummus y otras salsa con legumbres: Añadir 1 cucharada de gel de chía por cada cucharada de hummus.
- Salsa picante: Añadir 1 cucharadita de gel de chía por cada cucharada de salsa picante.
- Aliño de ensalada: Añadir 1 cucharada de gel de chía por cada cucharada de aliño.
- Crema agria: Añadir 1 cucharada de chía por cada cucharada de crema agria.

HUMMUS CON CHÍA

Si está buscando una salsa rápida y sana para mojar los palitos de verduras crudas, las galletas de arroz, los nachos o similar, ahí va nuestra propuesta. Meta en la batidora 1 diente de ajo pequeño, media taza de hummus, un cuarto de taza de salsa picante y 2 cucharaditas de gel de chía (consultar la receta en la página 87). Bata hasta que la mezcla forme una pasta suave. Puede utilizarse como salsa para mojar o untarlo sobre una rebanada de pan.

❖ Sándwich de proteínas con ensalada y chía ❖

SUFICIENTE PARA 1 O 2 SÁNDWICHES

A la mayoría de la gente le encantan los sándwiches con relleno de pollo y pavo con ensalada o de atún y huevo con ensalada, rellenos muy ricos en proteínas. En esta versión puede escoger la proteína que más le guste y después acompañarla con verduras, aliño y chía.

Ingredientes:
- 3 cucharadas de mayonesa *light* o yogur natural
- 1 cucharada de gel de chía (consultar la receta en la página 87)
- 1 cucharada de mostaza (amarilla, de Dijon, parda y picante o de cualquier otro tipo)
- 1 lata de atún o de salmón de 170 gramos o 1 taza de pollo, pavo, huevo duro, jamón, tofu, tempeh o seitán troceado
- Un cuarto de taza de zanahorias ralladas o picadas
- Un cuarto de taza de cebolla roja picada
- Un cuarto de taza de apio picado
- Un cuarto de taza de pimiento rojo troceado (fresco o enlatado)
- 1 cucharada de perejil fresco, cilantro o eneldo picado
- Rebanadas de pan, tortillas mexicanas o galletas *crackers*, según preferencias
- Opcional: lechuga romana como guarnición

1. En un recipiente grande mezclar la mayonesa, el gel de chía y la mostaza, revolviendo bien hasta que la mezcla quede homogénea.
2. Añadir el atún o la proteína elegida, las zanahorias, la cebolla, el apio, el pimiento rojo y la hierba aromática y mezclar hasta que quede todo combinado.
3. Echar la mezcla sobre el pan o la tortilla mexicana y cubrirlo con la lechuga o con las galletas tipo *crackers*.

❖ **Ensalada de patata con curry** ❖

PARA 8 RACIONES

¿No le gusta la mayonesa? ¿No come huevos? Entonces le encantará esta ensalada vegana llena de sabor. Claro que si le apetece un poco de mayonesa, no lo dude y échesela en vez del tofu y el aceite.

Ingredientes:

- 1 cartón de tofu suave
- Un cuarto de taza de aceite de oliva virgen extra
- Un cuarto de taza de gel de chía (consultar la receta en la página 87)
- 1 cucharadita de mostaza de Dijon
- 1 cucharadita y media de curry suave en polvo
- Media cucharadita de comino en polvo
- Media cucharadita de pimienta cayena
- 12 patatas rojas hervidas, frías y cortadas en dados grandes
- 1 cebolla roja troceada
- Medio pimiento verde troceado
- Medio pimiento rojo troceado
- 1 guindilla de la variedad Serrano troceada
- Medio manojo de hojas de perejil picadas
- 1 taza de apio picado muy fino
- Sal al gusto

1. En un robot de cocina o en el vaso de una batidora potente mezclar el tofu y el aceite de oliva hasta que la mezcla quede homogénea.
2. Añadir el gel de chía, la mostaza, el curry en polvo, el comino y la cayena y mezclarlo todo hasta que quede bien combinado.
3. En un recipiente grande mezclar con cuidado las patatas, las cebollas, los pimientos, el perejil y el apio.

4. Añadir el aliño a las patatas y revolver con cuidado hasta que queden bien cubiertas. Sazonar.
5. Servir inmediatamente o guardar en la nevera hasta que se vaya a servir.

¿EL CURRY AYUDA A PERDER PESO?

Según a quién pregunte le dirá que «curry» viene de la palabra tamil «kari» que significa salsa, o afirmará que se refiere a las hojas del curry (también conocidas como «hojas dulces del neem»), que es uno de los ingredientes que componen el polvo de curry.

El curry en polvo normalmente está hecho con una mezcla de cúrcuma, comino, canela, hinojo, jengibre, guindilla y pimienta negra y algunos gurús de las dietas le atribuyen la propiedad de ayudar a la pérdida de peso. Pero seguramente se trate de que la cúrcuma está haciendo su trabajo. Esta especia amarilla brillante ayuda a reducir el colesterol LDL (el colesterol «malo»). Pero también los otros ingredientes pueden ayudar a bajar kilos. Un estudio holandés descubrió que la cúrcuma y sus «compañeras» en el curry (el comino, la guindilla, la pimienta negra y el jengibre) ayudan a activar el metabolismo, acelerando la cantidad de calorías que quema el cuerpo.

❖ Pilaf mexicano de cereales ❖

PARA ENTRE 2 Y 4 RACIONES

Vea esta divertida receta como una guía nada más, porque está pensada para ser totalmente personalizable. Puede utilizar mijo, quinoa, cebada, arroz integral o cualquier otro cereal cocido como base. Después mézclelo con verduras, semillas de calabaza, judías y chía. Es un plato ideal para llevar en un *tuperware* para comer. Si quiere reducir el tiempo de preparación, compre cereales congelados precocinados en la sección de congelados del supermercado y no tendrá más que descongelarlos y enjuagar los que necesite con agua caliente antes de servir.

Ingredientes:
- 1 o 2 cucharadas de gel de chía (consultar la receta en la página 87)
- 1 cucharadita de aceite de oliva virgen extra
- 1 cucharadita de zumo de lima
- Media cucharadita de sal
- Opcional: Unas gotitas de tabasco u otra salsa picante
- 2 tazas de arroz integral, mijo, quinoa, cebada u otro cereal cocido
- Media taza de maíz cocido
- Media taza de judías negras cocidas
- Un cuarto de taza de cebolla roja troceada
- Un cuarto de taza de pimiento rojo troceado
- Un cuarto de taza de semillas de calabaza verdes y sin cáscara
- 1 cucharada o media de cilantro picado

1. En un recipiente grande mezclar el gel de chía, el aceite de oliva, el zumo de lima, la sal y la salsa picante, si se va a utilizar.
2. Añadir el cereal, el maíz, las judías, las cebollas, los pimientos, las semillas de calabaza y el cilantro y mezclarlo con cuidado hasta que quede todo bien combinado.

EL PODER DE LA CALABAZA

Las semillas de calabaza verdes y sin cáscara (las pipas de calabaza como se conocen popularmente) son un acompañamiento perfecto para la chía. Con un alto contenido en vitamina E, niacina, hierro, magnesio, manganeso y zinc, así como triptófanos y ácidos oléicos (que ayudan a reducir el colesterol LDL, el malo, y a aumentar el colesterol HDL, el bueno) estas semillas adictivas están deliciosas tostadas en una sartén sin ninguna grasa hasta que estallen (como las palomitas).

❖ **Ensalada de arroz con chía** ❖

PARA 6 RACIONES

Las ensaladas de arroz son una comida excelente para un picnic. Se pueden meter fácilmente en un *tuperware* y son también un acompañamiento perfecto. Esta divertida versión mezcla los clásicos sabores mediterráneos. Pruebe con diferentes verduras y hierbas.

Ingredientes:
- Media taza de gel de chía (consultar la receta en la página 87)
- 2 cucharaditas de zumo de limón
- 1 o 2 dientes de ajo picados
- Media cucharadita de sal
- 1 cucharadita de romero fresco u hojas de orégano picado
- Un octavo de cucharadita de pimienta cayena
- 3 tazas de arroz integral cocido (de grano largo, basmati o de grano corto)
- 1 calabacín pequeño cortado en juliana
- 1 tomate mediano sin semillas y troceado
- Opcional: 1 cucharadita de queso parmesano rallado

1. En un recipiente pequeño mezclar el gel de chía, el aceite, el limón, el ajo, la sal, las hierbas y la cayena hasta que todo esté bien combinado (también se pueden meter todos los ingredientes en un tarro bien cerrado y agitarlo vigorosamente para que se mezclen).
2. En un recipiente grande mezclar el arroz, las verduras y el queso parmesano si se va a utilizar.
3. Verter el aliño sobre la mezcla del arroz y mezclar bien.

❖ **Ensalada marroquí de zanahoria** ❖

ENTRE 4 Y 6 RACIONES

La ensalada de zanahoria es un acompañamiento clásico: fresco, purificante y saciante. Esta versión es un poco más contundente (y más sana) gracias a la adición de la chía.

Ingredientes:
- Un cuarto de taza de gel de chía (consultar la receta en la página 87)
- 2 cucharaditas de aceite de oliva virgen extra
- Media cucharadita de zumo de limón
- 3 dientes de ajo picados
- 1 cucharadita de comino
- Un cuarto de cucharadita de pimienta negra o blanca (o un octavo de cucharadita de pimienta cayena)
- 8 zanahorias ralladas (se puede utilizar el robot de cocina con el accesorio para rallar)
- Sal al gusto
- Pimiento rojo machacado, al gusto
- Opcional: semillas de sésamo blanco como guarnición

1. En un recipiente grande mezclar el gel de chía, el aceite de oliva, el zumo de limón, el ajo, el comino y la pimienta.
2. Añadir las zanahorias ralladas y revolver con cuidado para mezclar y cubrir bien las zanahorias.
3. Sazonar y añadir el pimiento rojo machacado. Echar las semillas de sésamo blanco, si se va a utilizar, como guarnición.

ALGUNOS DATOS SOBRE LAS ZANAHORIAS DE TODA LA VIDA

Muchos de nosotros hemos crecido comiendo zanahorias: masticando palitos de zanahoria cruda o zanahorias baby después del colegio, zanahorias asadas para cenar, ralladas en la ensalada o incluso zumo de zanahoria. Pero ahí van unos cuantos datos curiosos de esta verdura tan tradicional.

- Las zanahorias están relacionadas con el perejil, la chirivía, el anís aromático, la alcaravea, el comino y el eneldo.
- Las zanahorias y sus primos son miembros de la familia vegetal de las *umbrelliferae,* llamadas así por la forma de paraguas (*umbrella*) de las hojas y los macizos de flores que tienen.
- En los Estados Unidos normalmente la parte verde de las zanahorias no se come, pero en Francia y en otros países de Europa las hojas se pican y se añaden a ensaladas o sopas. Son frescas, con un sabor un poco amargo, y muy apreciadas.

- Antes del siglo xv no se podían encontrar zanahorias naranjas. Solo se cultivaban de color morado, amarillo, rojo y blanco. Estas variedades antiguas están volviendo a los mercados ecológicos y los puestos de los agricultores de todo Estados Unidos.
- Un tercio de todas las zanahorias que se consumen en el mundo se cultivan en China. Rusia es el segundo productor y Estados Unidos el tercero.
- California cultiva el 80% de las zanahorias estadounidenses, seguida de cerca por Michigan y Texas, lo que ilustra el hecho de que las zanahorias tienen un amplio hábitat de cultivo.
- Un adulto medio de los Estados Unidos consume 5 kilos y medio de zanahorias al año.

❖ Macedonia de frutas con chía ❖

PARA 6 RACIONES

Considere esta receta como una mera sugerencia. ¿No tiene manzanas? Utilice peras. ¿No es la estación de los melocotones? Use fresas. Sea flexible, diviértase y disfrute.

Ingredientes:
- 3 melocotones sin hueso y troceados
- 2 manzanas sin corazón y troceadas
- 2 tazas de uvas sin pepitas
- 2 tazas de piña fresca troceada
- 2 plátanos troceados
- El zumo de medio limón
- 2 tazas de salsa Sunshine con chía (consultar receta a continuación)

1. Mezclar cuidadosamente los melocotones, las manzanas, las uvas, la piña, los plátanos y el zumo de limón en un recipiente grande.
2. Echar por encima salsa Sunshine con chía y revolver con cuidado hasta que todo se mezcle.

❖ Salsa Sunshine con chía ❖

PARA UNAS 2 TAZAS

Esta salsa ligera y afrutada es ideal para la macedonia o ensalada mezclum o para mez-clarla con el yogur griego. También puede utilizarse como salsa para postres o para mojar rodajas de manzana o de pera. Si quiere que esté más ácida añádale un poco de zumo de limón o de lima.

Ingredientes:

- 1 mango grande pelado y troceado o 1 taza de mango congelado (descongelado)
- 2 plátanos
- Media taza de gel de chía (consultar la receta en la página 87)
- 2 cucharaditas de sirope de arce

1. Batir todos los ingredientes en un robot de cocina o batidora potente hasta que la mezcla quede suave y cremosa.

❖ **Aliño de ensalada Zippy** ❖

PARA 2 TAZAS

Seguro que conoce esta salsa especial que algunas cadenas de comida rápida ponen en sus hamburguesas. Pues esta es la versión sana. Queda perfecta con hamburguesas de todo tipo y está deliciosa con ensaladas verdes o de patata. Incluso puede echársela al pollo o al pescado.

Ingredientes:

- 1 taza de mayonesa *light* o normal
- Media taza de zumo de tomate
- Media taza de gel de chía (consultar la receta en la página 87)
- 1 cucharadita de perejil picado
- 1 cucharadita de cebollino picado
- Un cuarto de cucharadita de sal de ajo
- Un cuarto de cucharadita de sal de apio

1. En un recipiente mediano mezclar todos los ingredientes hasta que quede homogéneo.
2. Utilizar en ensaladas verdes o para acompañar la pasta, los cereales hervidos o las ensaladas de patata.
3. Guardar bien tapada en la nevera hasta una semana.

¡A EXPERIMENTAR!

Parte de la diversión de cocinar está en improvisar. Los ingredientes del aliño para ensaladas Zippy pueden sustituirse fácilmente por muchas cosas que seguro que tiene en la despensa. Por ejemplo, si no tiene zumo de tomate, utilice salsa de tomate o zumo de alguna verdura. Ponga yogur natural en vez de mayonesa. Pique un diente de ajo pequeño si no tiene sal de ajo. Solo tiene que divertirse y disfrutar del proceso.

APERITIVOS

❖ Chips de chía ❖

TODAS LAS QUE LE APETEZCA HACER

Solo por esta receta ya merece la pena comprar este libro. Estas chips son fáciles de hacer, de comer y están proporcionan una cantidad impresionante de proteínas, fibra y nutrientes. Seguro que no puede comer solo una...

Ingredientes:
- Aceite de oliva o aceite de coco virgen para engrasar la bandeja de horno
- Gel de chía, la cantidad que quiera (consultar la receta en la página 87)
- Opcional: sal marina, sazonador de hierbas u otra especia que dé sabor

1. Precalentar el horno a 75°.
2. Cubrir un papel de horno limpio con una fina capa de aceite de oliva o aceite de coco virgen y colocarlo sobre una bandeja de horno.
3. Para cada chip echar una cucharada sopera de gel de chía sobre la hoja de papel de horno, separadas unos 7 centímetros y medio entre sí. Meter la bandeja en el horno.
4. Dejar la bandeja en el horno durante 12 horas o durante toda la noche. Las chips resultantes se parecerán a las patatas fritas.
5. Opcional: echar sal y otro sazonador antes de servir.

ANTIGUA FUENTE DE ENERGÍA

La chía se ha utilizado para proporcionar energía desde hace unos dos mil años. Se decía que los guerreros aztecas y los atletas podían aguantar con solo una cucharada de chía al día. El alto contenido en proteínas de la semilla tiene algo que ver con esto, pero la chía también ayuda a que el cuerpo mantenga la hidratación, algo muy útil para las personas que tienen que realizar actividades pesadas durante un tiempo prolongado.

❖ Bocados de proteínas ❖

PARA ENTRE 8 Y 10 BOLITAS

Este tentempié es lo bastante dulce para satisfacer las necesidades incontroladas de azúcar, pero no tanto como para provocar una montaña rusa de subidas y bajadas de glucosa. Llenos de proteínas, fibra y vitaminas B complejas, estos bocados de proteínas son el aperitivo perfecto para tomar justo antes de salir a correr o de ir al gimnasio. Y a los niños también les encantan.

Ingredientes:

- 1 taza de mantequilla de algún fruto seco (almendra, anacardo, semilla de girasol, pasta de sésamo, etc.)
- Un cuarto de taza de dátiles sin hueso
- Un cuarto de taza de cacao natural en polvo (se puede utilizar cacao sin azucarar o algarroba en polvo)
- 3 cucharadas de semillas de chía
- 1 cucharada de aceite de coco virgen
- 1 cucharadita de canela
- Una pizca de sal
- Opcional: 1 cucharadita de espirulina
- Cobertura opcional: 1 cucharada de semillas de chía, frutos secos troceados, coco desecado, semillas de cacao tostadas, bayas de goji troceadas, etc.

1. Echar todos los ingredientes en el recipiente del robot de cocina o la batidora y batir hasta que la mezcla quede homogénea. No batir demasiado porque se corre el peligro de licuar la mezcla.
2. Hacer bolitas con la mezcla del tamaño de una nuez. Si se quiere se pueden rebozar las bolitas en semillas de chía, frutos secos troceados, coco desecado, semillas de cacao tostadas o cualquier otra cosa.
3. Guardar en el congelador.

CÓMO HACER SU PROPIA MANTEQUILLA DE FRUTOS SECOS

Si tiene robot de cocina o una batidora potente, hacer mantequilla de frutos secos en casa es pan comido. Solo tiene que añadir cualquier cantidad de frutos secos o semillas crudas o tostadas (también puede utilizar una mezcla de varios) a la máquina y batirlos hasta que quede una pasta suave. Este proceso puede llevar hasta 15 minutos según los ingredientes que se utilicen y la potencia de la máquina. Algunas personas le añaden a la mezcla sal o algo para endulzar (el sirope de arce o la miel van especialmente bien) o una cucharadita (o más) de aceite de coco virgen para darle a la mantequilla una textura más sedosa. La mantequilla debe conservarse en la nevera.

❖ <u>Alegría</u> ❖

PARA UNAS 6 RACIONES

Alegría es el nombre de un antiguo dulce, muy popular en México y Centroamérica, que se hace con amaranto tostado o inflado.

Ingredientes:

- 6 cucharadas de amaranto
- Un cuarto de taza de semillas de chía

- Un cuarto de taza de aceite de coco virgen y un poco más para engrasar la bandeja de horno
- Un cuarto de taza de miel
- Un cuarto de taza de melaza
- Media taza de extracto de vainilla

1. Tostar el amaranto, una cucharada cada vez, en una sartén sin grasa y muy caliente hasta que los granos estallen. Dejar reposar los granos inflados en un recipiente con poco fondo antes de añadir la siguiente cucharada a la sartén.
2. Tostar las semillas de chía en la misma sartén y mezclar la chía tostada con el amaranto inflado.
3. Engrasar con aceite de coco una bandeja de horno.
4. En una cazuela pesada con tapa, mezclar el aceite de coco, la miel, la melaza y la vainilla y calentar a fuego medio-alto. Calentar hasta que rompa a hervir y después poner a fuego medio. Cocinar removiendo constantemente hasta que la mezcla se vuelva de color ámbar oscuro y espese, unos 10 minutos.
5. Apartar la mezcla del fuego e incorporar el amaranto y la chía y mezclarlo todo bien.
6. Echar la mezcla con una cuchara en la bandeja de horno que se ha preparado antes y repartirla uniformemente para crear una capa fina.
7. Dejar que se enfríe la mezcla y después cortar en barritas.

UN REGALO DE LOS AZTECAS

Aunque lo llamemos grano, el amaranto es realmente una semilla. Como la chía, es uno de los antiguos alimentos de los aztecas. También como la chía, el amaranto es otro alimento tradicional que actualmente se considera un superalimento o un alimento funcional. Una taza de amaranto cocido contiene 9,4 gramos de proteínas, el 50% de la cantidad diaria necesaria de magnesio y es una buena fuente de calcio, zinc, selenio y hierro.

❖ **Paté con chía** ❖

PARA 2 TAZAS

Este elegante paté es ideal para su siguiente cena o comida especial. Úntelo sobre una galleta *cracker* o sobre el pan. También puede utilizarlo para mojar los palitos de verduras crudas o para untar los sándwiches en sustitución de la mayonesa.

Ingredientes:
- 1 taza de anacardos crudos remojados en agua durante al menos una hora y después escurridos
- Media taza de semillas de chía

- 1 pimiento rojo troceado
- 1 zanahoria mediana troceada
- Un cuarto de levadura nutricional
- El zumo de 1 limón
- 2 cucharadas de pasta de mijo
- Sal al gusto
- Opcional: pimienta negra o pimentón dulce
- Opcional: 1 cucharadita de sirope de arce para endulzar

1. Colocar todos los ingredientes en el recipiente del robot de cocina o de una batidora potente. Batir hasta que la mezcla quede homogénea y pasar a otro recipiente.
2. Guardar lo que sobre en un recipiente bien cerrado en la nevera.

LEVADURA NUTRICIONAL

La levadura nutricional es una levadura seca e inactiva con un sabor dulzón que recuerda al queso y un poco a los frutos secos. Se utiliza en la cocina vegana porque es una forma de conseguir una respetable dosis de vitamina B12 sin recurrir a los alimentos animales. Se puede comprar en herbolarios y tiendas similares.

LOS PRODUCTOS DEL COCO

Ahora que la gente empieza a conocer los muchos beneficios para la salud que tiene el coco, cada vez hay más productos en los herbolarios que incluyen este superalimento. Vamos a hablar de algunos que se pueden encontrar fácilmente.

- El aceite de coco es el aceite nutritivo que se extrae de la pulpa del coco fresca. Es rico en ácidos grasos de cadena media y fitonutrientes, y como este aceite tiene un punto de humeo muy alto, sirve perfectamente para cocinar. También es una buena forma de añadir sabor y un perfecto hidratante para la piel y para el pelo. Cuando compre aceite de coco escoja la variedad del aceite de coco virgen, que se obtiene tras el prensado en frío en vez de por métodos de extracción química.
- La harina de coco se obtiene moliendo muy fino el coco seco que queda tras la extracción del aceite. Baja en carbohidratos, con mucha fibra y sin gluten, la harina de coco es uno de los básicos a la hora de hacer recetas al horno sin trigo.
- La leche de coco es la pulpa del coco mezclada con agua para conseguir un líquido de textura cremosa muy parecido a la leche. Antes toda la leche de coco venía en latas, pero en la actualidad muchas marcas fabrican cartones de leche de coco que se pueden encontrar en la sección de alimentos refrigerados de los herbolarios o incluso de algunos supermercados.
- La leche de coco en polvo es una leche de coco desecada y convertida en polvo, muy parecida a la leche convencional en polvo. Para devolverla a su estado líquido basta

con añadir leche. Es un ingrediente fácil de utilizar y estable que se puede echar directamente sobre sopas o currys.

- Crema de coco es la forma que la gente tiene de llamar a la capa más espesa y con aspecto cremoso que aparece en la parte superior de una lata de leche de coco.
- El coco en crema también se conoce por otros nombres entre los que se incluyen coco cremoso, mantequilla de coco, pasta de coco, concentrado de coco, etc. Es un producto se comercializa en bloques o dentro de tarros de coco espeso, con un aspecto similar a la mantequilla, y se hace a partir de la pulpa del coco y aceite.
- El coco desecado es uno de los alimentos favoritos de los pasteleros. Se fabrica con el coco seco y sin azucarar que se muele finamente para utilizarlo en galletas, tartas, bizcochos y otras recetas. No se debe confundir con los copos de coco azucarados.
- Copos o pepitas de coco son similares al coco desecado sin azucarar pero los copos son más grandes.
- El néctar de coco es una forma de edulcorante bajo en glucosa que se obtiene a partir de la savia de los cocoteros. Aunque no tiene sabor a coco, es rico en aminoácidos, minerales y vitaminas. Se puede utilizar en las mismas situaciones en los que se usa la miel o el sirope de arce.
- El vinagre de coco es similar al vinagre de manzana, pero se hace con agua de coco. Es rico en electrolitos y enzimas.
- La salsa amino de coco es una mezcla de 17 aminoácidos que se obtienen de los cocoteros y después se mezclan con sal marina rica en minerales. Este líquido oscuro se utiliza como sustituto de la salsa de soja.
- El yogur de coco es simplemente un yogur hecho con leche de coco fermentada en vez de leche de vaca, oveja o cabra. Es una buena elección para los alérgicos a los lácteos.
- El kéfir de coco, como su pariente el yogur de coco, no es más que la bebida de «yogur» fermentado hecha con leche de coco en vez de leche de vaca.

❖ **Pasta de coco para untar con chía** ❖

PARA TRES CUARTOS DE TAZA

Esta pasta para untar rica, levemente dulce y muy saciante y nutritiva se puede extender sobre pan o galletas *crackers*, utilizar como salsa para mojar, echar sobre tortitas y gofres o incluso aligerar con aceite y vinagre y utilizar como aliño de ensalada. Es una receta que seguro que va a utilizar más de una vez.

Ingredientes:

- Media taza de coco en crema, también llamado concentrado de crema de coco o pasta de coco de cualquier marca del mercado
- 3 cucharadas de mantequilla de frutos secos (anacardos, almendras, cacahuetes, semillas de girasol, etc.)
- 3 cucharadas de gel de chía (consultar la receta en la página 87)
- 2 cucharaditas de aceite de coco virgen
- 1 cucharadita de sirope de arce (miel, agave…)

1. Echar en el recipiente del robot de cocina o la batidora la crema de coco, la mantequilla de frutos secos, el gel de chía, el aceite de coco y el sirope de arce. Batir hasta que quede homogéneo.
2. Guardar lo que sobre en la nevera en un recipiente bien cerrado.

❖ **Quesadillas con chía** ❖

PARA 1 O 2 RACIONES

Para muchos niños de México y la parte occidental de los Estados Unidos las quesadillas son una de las meriendas más populares, tanto si se las dan calientes y recién sacadas de la sartén sus queridas abuelas como si se las prepara en un momento algún hermano mayor. Las quesadillas son fáciles de hacer e infinitamente versátiles; se pueden rellenar con cualquier cosa que tenga en la nevera.

Ingredientes:
- 2 tortillas mexicanas de unos 20 centímetros de harina de maíz o multicereales.
- Un tercio de cualquier queso suave rallado
- 1 cucharada de semillas de chía
- Opcional: hasta un tercio de taza de judías cocidas, granos de maíz frescos o congelados o verduras cocidas y cortadas en dados
- Opcional: Salsa picante, guacamole o tabasco como guarnición

EL SUPERALIMENTO MÁS SEXY

La textura melosa y rica de los aguacates los convierte en uno de los alimentos favoritos dentro del mundo culinario, pero también son apreciados por su increíble abanico de beneficios para la salud. A continuación les daremos unas cuantas razones para incluir los aguacates en su dieta semanal.

- Los aguacates son un alimento con un extraordinario poder antiinflamatorio que además tienen fitosteroles, carotenoides, antioxidantes, ácidos grasos omega-3 y ácidos grasos polihidroxilados. Todos estos nutrientes ayudan a prevenir y reducir la afectación de la artritis a las articulaciones y las enfermedades cardiovasculares y autoinmunes.
- Los aguacates contribuyen a que el cuerpo absorba otros nutrientes. Por ejemplo, si se ingiere una taza de aguacate fresco con una ensalada u otro alimento, aumenta entre un 200 y un 400% la absorción del cuerpo de los carotenoides de ese otro alimento.
- Una taza de aguacate proporciona el 30% de la cantidad diaria recomendada de fibra.
- Se ha descubierto que el aguacate ayuda a prevenir la aparición de cánceres de boca, piel y glándula prostática, probablemente por su capacidad para aumentar la capacidad antioxidante y por su alto contenido en nutrientes antiinflamatorios.

- Una taza de aguacate tiene más del 35% de la cantidad diaria recomendada de vitamina K, una vitamina asociada a la formación de los huesos y la adecuada coagulación de la sangre, así como al transporte del calcio por el cuerpo.
- Las personas con alergias al látex deben limitar su consumo de aguacates o evitarlos por completo porque desgraciadamente esta fruta contiene altas cantidades de quitinasas, unas enzimas que se asocian con las alergias al látex. Si se cocina un poco esta fruta, esas enzimas quedan desactivadas.

1. Colocar una tortilla en una sartén grande y cubrirla con queso, semillas de chía y lo que se vaya a utilizar de relleno. Colocar la otra tortilla encima como si se estuviera creando un sándwich.
2. Poner al fuego con intensidad media-baja.
3. Darle la vuelta a la quesadilla cuando el queso empiece a fundirse y la parte de debajo de la tortilla empiece a ponerse dorada, unos 3 minutos.
4. Cocinar el otro lado durante unos 3 minutos.
5. Dejar enfriar la quesadilla antes de cortarla en trozos triangulares.
6. Acompañar con salsa picante, guacamoles o tabasco si se desea.

❖ Guacamole con chía ❖

PARA TRES CUARTOS DE TAZA

El guacamole, una salsa llena de ácidos grasos monoinsaturados que benefician al cerebro y ayudan al corazón, es una forma irresistible de conseguir las grasas buenas que le hacen falta a nuestro cuerpo. Y el gel de chía mejora aún más este alimento ya de por sí increíblemente bueno. Servir con palitos de verduras, nachos, quesadillas o cualquier otra cosa que le apetezca.

Ingredientes:

- 1 aguacate, preferiblemente de la variedad Hass, sin hueso y pelado
- Un cuarto de taza de gel de chía (consultar la receta en la página 87)
- 1 cucharadita de zumo de limón o zumo de lima
- Sal al gusto
- Opcional: 1 cucharada de cebolla roja o cebolleta picada
- Opcional: un poquito de salsa picante

1. En un recipiente pequeño machacar el aguacate, el gel de chía, el zumo de limón, la sal (y la cebolla y la salsa picante si se van a utilizar). Servir inmediatamente.

❖ *Pretzels* esponjosos ❖

PARA 8 *PRETZELS*

Hacer *pretzels* en casa es una de esas actividades ideales para hacer con los niños y es fácil y divertida para los adultos también. Esta sabrosa receta es tan fácil que verá cómo acaba haciéndolos muy a menudo.

Ingredientes:

- Aceite vegetal para engrasar la bandeja
- 1 paquete (o 2 cucharaditas y cuarto) de levadura seca activa
- 1 taza y tres cuartos de agua templada
- 1 cucharada de azúcar o miel
- 4 tazas de harina integral (y más si es necesario)
- Media taza de semillas de chía
- 1 cucharadita de sal
- Opcional: 1 huevo batido para darle brillo
- Opcional: 1 cucharada de sal gorda para espolvorear por encima

1. Precalentar el horno a unos 220°. Engrasar un poco la bandeja de horno.
2. En un recipiente pequeño mezclar la levadura, el agua y el azúcar. Mezclar bien para disolver la levadura y dejarlo reposar durante 10 minutos.
3. En un recipiente grande mezclar la harina, las semillas de chía y la sal hasta que esté todo bien combinado.
4. Añadir la mezcla de la levadura (que ahora debería tener burbujas en su superficie) a la mezcla de la harina y revolver con una cuchara de madera hasta que se forme una masa. Cuando la masa esté demasiado dura para seguir revolviendo, amasar con las manos hasta que esté suave y elástica, añadiendo pequeñas cantidades de harina si es necesario para evitar que se pegue a las manos.
5. Coger una bolita de masa del tamaño de una nuez y estirarla para formar tiras redondeadas de un centímetro o centímetro y medio de diámetro. Hacer la forma de los *pretzels* (o cualquier otra forma) con estas tiras y colocarlas con cuidado sobre la bandeja de horno. Seguir haciendo bolitas y después dándoles forma hasta que se termine la masa.
6. Para darle brillo pintar la parte de arriba de los *pretzels* con huevo y después espolvorear sal gorda.
7. Hornear hasta que los *pretzels* estén hinchados y dorados, entre 12 y 15 minutos.

ADORNAR CON SEMILLAS

Muchos productos de repostería y panadería (desde los panes artesanales hasta los famosos *bagels* neoyorquinos) llevan una capa de semillas variadas por encima que hace a los productos crujientes y les da sabor y textura. Si hace pan o repostería, considere la posibilidad de añadir chía a su mezcla de semillas; es una forma fácil de aumentar la capacidad nutricional de cualquier alimento.

CENA

❖ Pastel de carne con chía ❖

PARA 6 RACIONES

Todo el mundo asegura que hace el mejor pastel de carne del mundo. ¿Pero además de ser el que mejor sabe, es *también* el más sano? Esta receta puede presumir de ser ambas cosas. La chía es perfecta para los platos contundentes de carne. Crea una jugosidad maravillosa, pero hace que el plato sea ligero, ayuda a reducir las grasas, aumenta la fibra y añade nutrientes en cada bocado.

Ingredientes:

- Media taza de caldo de carne, pollo o verduras
- Una taza de judías blancas o lentejas cocidas y hechas puré
- Media taza de cebolla picada muy fina
- Media taza de apio picado muy fino
- 2 dientes de ajo picados
- 1 cucharadita de sal (o sal al gusto)
- Pimienta negra al gusto
- Aceite vegetal para engrasar la bandeja
- Un tercio de taza de semillas de chía
- 2 huevos grandes batidos
- Medio kilo de carne picada de ternera o una mezcla de ternera con cerdo, pavo o pollo

1. En un recipiente grande mezclar el caldo, el puré de judías, las cebollas, el apio, el ajo, la sal y la pimienta hasta que todo quede bien combinado.
2. Añadir las semillas de chía y volver a mezclar. Dejar reposar la mezcla durante 15 minutos.
3. Precalentar el horno a 175°. Engrasar un poco un molde rectangular de unos 12×22 centímetros. Si quiere un pastel de carne sin forma definida, simplemente engrase una bandeja o papel de horno.
4. Echar los huevos en la mezcla del caldo, las verduras y la chía.
5. Añadir la carne picada y mezclar todos los ingredientes.
6. Meter la mezcla en el molde rectangular y aplastarla bien o hacer un rollito con la mezcla y colocarlo sobre la bandeja de horno. Cubrir el molde o la bandeja con papel de aluminio.
7. Hornear hasta que esté dorado y haga burbujas, más o menos una hora y media. Si quiere que tenga una capa exterior crujiente, quitar el papel de aluminio y hornear durante 5 o 10 minutos. Dejar enfriar dentro del molde durante al menos 15 minutos antes de cortar en rodajas.

ALBÓNDIGAS CON CHÍA

¿Le encantan las albóndigas? Ahí va una receta fácil, sana y deliciosa para hacerlas: siga la receta del pastel de carne que aparece anteriormente y añada cualquier hierba aromática o especia que le guste a la mezcla con las verduras. Forme después las albóndigas (del tamaño que usted quiera) y métalas al horno sobre una bandeja de horno un poco engrasada a 175° hasta que estén hechas y doradas, unos 15 minutos. Servir con salsa marinara, salsa agridulce o con su salsa para carne favorita.

❖ **Chile vegetariano con chía** ❖

PARA ENTRE 4 Y 6 RACIONES

Otra receta fácil, nutritiva y versátil. Si no tiene judías negras, utilice blancas. ¿Tiene sobras de carne o de pollo en la nevera? Trocéelas y échelas. ¿Quiere añadirle unos champiñones? Adelante. Lo que usted quiera.

Ingredientes:
- Un cuarto de taza de aceite de oliva
- 2 tazas de cebolla picada
- 1 taza y dos tercios de pimientos rojos (más o menos 2 pimientos medianos) picados en trozos grandes
- 1 taza de maíz en grano, fresco o congelado
- 6 dientes de ajo picados
- 2 cucharadas de chile en polvo
- 2 cucharaditas de orégano seco
- 1 cucharadita y media de comino molido
- Media cucharadita de pimienta cayena
- 1 lata de unos 425 gramos de judías negras escurridas
- 1 lata de unos 425 gramos de judías rojas, rosadas o con forma de riñón escurridas (reservar media taza del líquido de la lata)
- 1 taza de caldo de verduras, de pollo o de carne
- 1 lata de unos 450 gramos de concentrado de tomate
- Media taza de gel de chía (consultar la receta en la página 87)
- Opcional: 1 o 2 cucharaditas de zumo de lima
- Opcional: 1 cucharadita de cilantro picado
- Sal al gusto

1. Calentar el aceite en una cacerola grande y pesada a fuego medio-alto.
2. Añadir las cebollas, los pimientos rojos, el maíz y el ajo. Saltear hasta que las cebollas están blandas, unos 10 minutos.

3. Mezclar el chile en polvo, el orégano, el comino y la cayena. Revolver durante 2 minutos.
4. Echar las judías, el líquido de las judías, el caldo y el concentrado de tomate.
5. Poner a hervir el chile, revolviendo de vez en cuando.
6. Bajar el fuego a medio-bajo y dejar hervir a fuego lento, revolviendo de vez en cuando, hasta que los sabores se mezclen y el chile se espese, unos 15 minutos.
7. Apagar el fuego y echar el gel de chía, el zumo de lima, el cilantro (si se van a utilizar) y la sal.

BENEFICIOS DEL PICANTE

Muchas culturas antiguas utilizaban salsas picantes. En México y Centroamérica (la cuna de la chía) las guindillas eran el ingrediente más utilizado para hacer la comida picante y, gracias a su alto nivel de vitamina C, B6 y vitamina A, además trataban diferentes dolencias de salud, entre ellas las infecciones víricas y bacterianas e incluso el cáncer. La capsaicina de las guindillas también ayuda a aliviar el dolor muscular.

❖ **Pastel de carne picada y puré de patata** ❖

PARA 6 RACIONES

En la época de 1790, las recetas de estos pasteles (conocidos como *cottage pie* en inglés) incluían cualquier sobra de carne asada (sobre todo ternera) y el plato se rodeaba y se cubría con puré de patatas. En 1870 empezaron a aparecer recetas en los libros de cocina que hablaban de «pasteles de pastores» (*sheperd's pie*) que llevaban carne de cordero y desde entonces ambos conceptos se fusionaron.

Si quiere hacer un «pastel de pastores» cambie toda o parte de la carne de ternera de la receta por cordero picado o troceado y sustituya las chirivías y las batatas por patatas comunes y lentejas. Así tendrá dos opciones deliciosas para hacer esos pasteles tan fáciles y sabrosos.

Ingredientes:

- 1 cucharada de aceite de oliva virgen extra
- 1 cebolla grande picada
- 1 zanahoria grande pelada y picada
- 2 dientes de ajo picados
- Medio kilo de ternera picada (o sustituir la mitad o más por cordero)
- 1 taza de caldo de carne o de pollo
- 1 cucharada de pasta de tomate o ketchup
- 1 taza de lentejas cocidas
- 1 cucharadita de romero fresco picado o romero seco
- 1 cucharada de perejil picado

- 1 taza de guisantes congelados
- Media taza de gel de chía (consultar la receta en la página 77)
- 1 kilo de patatas comunes peladas y cortadas en trozos
- 6 cucharadas de aceite de oliva virgen extra, aceite de coco o mantequilla sin sal
- Media taza de leche (de vaca, de coco, de almendras, de arroz, de cáñamo, etc.)
- Sal al gusto

1. Precalentar el horno a 190°.
2. Calentar el aceite en una sartén grande a fuego medio-alto y añadir las cebollas, las zanahorias, el ajo y la carne. Cocinar hasta que esté todo dorado, entre 8 y 10 minutos.
3. Quitar el exceso de grasa de la sartén y añadir el caldo, la pasta de tomate, las lentejas y las hierbas aromáticas. Cocinar a fuego lento hasta que los jugos espesen, unos 10 minutos.
4. Echar los guisantes y el gel de chía.
5. Echar la mezcla en una fuente de más o menos un litro y medio y dejar reposar.
6. Mientras, en una cazuela, cubrir las patatas con agua fría y un puñadito de sal y ponerlo a hervir a fuego medio-alto. Cocer hasta que estén blandas, unos 20 minutos, y escurrir.
7. Hacer un puré con las patatas, el aceite o la mantequilla, la leche y la sal.
8. Echar el puré de patatas sobre la mezcla de la carne y aplastar un poco con la cabeza de un tenedor, dejando el dibujo.
9. Hornear hasta que esté dorado, unos 30 o 35 minutos. Dejarlo reposar 10 minutos antes de servir.

LA HISTORIA DE LOS PASTELES

El significado de la palabra «pastel» (pie en inglés) ha evolucionado a lo largo de muchos siglos y varía hasta cierto punto dependiendo de cada país o región. Puede ser una abreviatura de la palabra «magpie», que significa urraca; la explicación que se da es que las urracas cogen todo tipo de cosas, y esa era la característica esencial de los primeros pasteles, que contenía casi cualquier ingrediente. Los pasteles primitivos eran muy grandes, pero en la actualidad podemos referirnos con esa palabra a algo pequeño, por ejemplo los pequeños pasteles de cerdo o de cordero. Los pasteles originales estaban cubiertos de una costra de masa, pero los modernos pueden estar cubiertos de cualquier cosa o simplemente no estar cubiertos. Si el concepto básico de un pastel es meter una mezcla de ingredientes, recubrirlos con algo y cocinarlos dentro, entonces incluso se hacían una especie de pasteles en el mundo clásico y sin duda aparecen también cierto tipo de pasteles en la primitiva cocina árabe.

—Extraído del libro *The Oxford Companion to Food*

ALAN DAVIDSON

❖ Polenta con judías blancas y chía ❖

PARA 4 RACIONES

La polenta es un verdadero alimento calmante. Y en esta receta lo completamos con una gran cantidad de nutrientes gracias a la chía y a las judías blancas. Proteínas, vitaminas, minerales, omegas y fibra… todo reunido en un plato con un sabor increíble.

Ingredientes:
- 2 tazas de harina de maíz (preferiblemente molida con piedra)
- 2 tazas de caldo de pollo, verduras o carne
- 1 cucharada de aceite de oliva virgen extra
- Sal al gusto
- Media taza de gel de chía (consultar la receta en la página 87)
- 1 lata de unos 425 gramos de judías blancas
- Guarnición opcional: tomate troceado, albahaca picada, cebollino picado, salsa marinara, piñones tostados, pollo hervido troceado, etc.

1. En una cazuela grande y pesada puesta a fuego lento echar la harina de maíz y el caldo, revolviendo continuamente hasta que no quede ningún grumo.
2. Añadir el aceite y la sal, si se van a utilizar. Subir el fuego a medio-alto sin dejar de revolver hasta que la mezcla rompa a hervir, unos 10 minutos.
3. Bajar el fuego y seguir cocinando sin dejar de remover durante otros 5 minutos.
4. Apartar del fuego y echar el gel de chía.
5. En una sartén pequeña calentar las judías blancas a fuego medio-bajo.
6. Para servir, echar la polenta en cuencos con poco fondo o en platos hondos. Cubrir con un cuarto de taza de judías y con alguna guarnición si se desea.

POLENTA PARA EL DESAYUNO CON CHÍA

Si quiere un desayuno calentito, siga la receta que se incluye anteriormente de «Polenta con judías blancas y chía» pero sustituya al caldo por leche (de vaca, de coco, de almendras, de arroz, de cáñamo, etc.), el aceite de oliva por aceite de coco y no eche judías blancas. Como guarnición de la polenta cocida puede añadir nueces de Pecán troceadas, semillas de girasol, semillas de calabaza, fruta o un poco de sirope de arce.

❖ Falsas enchiladas con chía ❖

PARA ENTRE 4 Y 6 RACIONES

La verdad es que esta divertida receta es más una sugerencia que una receta en sí misma. Combine los ingredientes como quiera; eche lo que eche conseguirá un plato delicioso y nutritivo cada vez que haga estas enchiladas tan fáciles. Tenga todos los ingredientes a temperatura ambiente antes de empezar.

Ingredientes:

- 1 lata de 425 gramos de judías negras o rojas
- Un cuarto de taza de gel de chía (consultar la receta en la página 87)
- 1 cucharadita de aceite de oliva virgen extra o aceite de coco
- 1 cebolla en rodajas
- 2 pimientos rojos, amarillos o verdes cortados en tiritas finas
- 2 tazas de proteínas (puede ser carne troceada, carne picada de ternera, de cerdo, de pollo, de pavo, tofu o pescado hervido)
- Sal al gusto
- 1 o 2 cucharaditas de zumo de lima
- 1 taza de preparación para enchilada, salsa ranchera o salsa picante
- Opcional: 1 cucharadita de semillas de calabaza crudas
- Opcional: 1 cucharadita de cilantro picado
- 6 tortillas grandes de maíz o integrales

1. Calentar las judías en una cacerola pequeña a fuego bajo. Echar el gel de chía.
2. Calentar el aceite en una sartén grande a fuego medio-alto. Añadir las cebollas y saltear durante 2 minutos.
3. Añadir las tiras de pimiento a la sartén. Saltear hasta que estén blandas, unos 5 minutos.
4. Bajar el fuego y añadir las proteínas, la sal y la lima. Revolver hasta que todo esté bien mezclado.
5. Colocar una tortilla en cada plato. Echar 1 o 2 cucharadas de la mezcla de chía y judías en el medio de cada tortilla. Añadir 2 cucharadas de la mezcla de proteínas y verduras.
6. Enrollar cada tortilla, colocando boca abajo el lado en el que queda el doblez.
7. Cubrir estas falsas enchiladas con salsa para enchiladas o salsa picante. Adornar con semillas de calabaza y cilantro si se desea.

SEMILLAS DE CALABAZA ESPECIALES

Las semillas de calabaza son semillas verdes, carnosas y muy adictivas, ricas en minerales. Extraídas de una variedad especial de calabaza que produce semillas sin cáscara, estas semillas tienen altos niveles de zinc, manganeso, magnesio, fósforo, triptófano y hierro. También contienen altas dosis de proteínas, vitamina K y fibra. Si quiere un tentempié divertido, tueste las semillas de calabaza en una sartén hasta que exploten y después acompáñelas de un poco de sal, chile en polvo o un poco de salsa de soja.

❖ Hamburguesa de judías con chipotle y chía ❖

PARA 4 O 6 RACIONES

Las hamburguesas de judías constituyen una comida rápida, informal y sabrosa con muchas proteínas y fibra y baja en grasa. Anímese y haga esta receta; puede jugar con las verduras y los aliños y experimentar con otros tipos de judías (puede usar diferentes variedades de judías o incluso garbanzos o lentejas).

Ingredientes:
- 1 lata de 425 gramos de judías negras
- Un cuarto de taza de gel de chía (consultar la receta en la página 87)
- 2 dientes de ajo picados
- Un cuarto de taza de granos de maíz o verduras salteadas o cocidas (también se puede utilizar granos de maíz congelados después de descongelarlos o verduras que hayan sobrado de otro plato)
- 1 cucharadita de chipotle en adobo enlatado picado o 1 cucharadita de chipotle seco en polvo
- Media cucharadita de sal
- Opcional: 1 cucharadita de cilantro picado o perejil
- 1 cucharada de aceite virgen de coco

1. En el recipiente del robot de cocina o de la batidora batir los ingredientes hasta que la mezcla quede homogénea. No batir demasiado; no debe licuarse.
2. Hacer hamburguesas con la mezcla.
3. Calentar el aceite de coco en una sartén a fuego medio.
4. Cocinar las hamburguesas hasta que estén doradas, unos 5 minutos. Dar la vuelta y repetir el proceso.
5. Método de cocinado alternativo: Precalentar el horno a unos 160°. Colocar las hamburguesas sobre una bandeja un poco engrasada y cocinar unos 12 o 15 minutos, dándoles la vuelta una vez transcurrida la mitad del tiempo.
6. Servir en panes de hamburguesa con cualquier condimento.

MARAVILLAS NEGRAS

Las judías negras son famosas en los círculos nutricionales por su alto contenido en fibra. De hecho las judías negras tienen más fibra que otras legumbres ricas en ella como son las lentejas y los garbanzos. La fibra que hay en estas valiosas legumbres ha demostrado ser perfecta para contribuir a la salud del tracto intestinal inferior, reducir el riesgo de cáncer de colon y ayudar a unas buenas digestiones.

❖ Hamburguesas de pollo con chía ❖

PARA ENTRE 6 Y 8 RACIONES

El pollo picado es una opción fantástica para cualquiera que esté intentando reducir su consumo de carne roja. También es genial para las personas que están a dieta porque contiene aproximadamente el 50% menos de calorías que el cerdo o la ternera picada. En esta receta el pollo picado y la chía hacen un equipo perfecto para lograr las hamburguesas más tiernas y jugosas que ha comido en su vida.

Ingredientes:
- 1 kilo de carne blanca de pollo picada (también puede ser carne oscura, pero esta contiene más calorías y grasa que la carne blanca del pollo)
- 2 cucharaditas de gel de chía (consultar la receta en la página 87)
- 1 o 2 dientes de ajo picados
- Sal y pimienta negra al gusto
- Opcional: 1 o 2 cucharadas de perejil fresco picado o cebollino, una mezcla de ambas o cualquier otra hierba aromática
- 1 cucharadita de aceite de oliva virgen extra o aceite de coco virgen

1. En un recipiente grande mezclar el pollo picado, el gel de chía, el ajo, la sal, la pimienta negra y las hierbas frescas, si se van a utilizar, y mezcle con cuidado.
2. Forme 6 u 8 hamburguesas de unos 2 centímetros y medio de grosor con las mezcla de la carne.
3. Caliente el aceite en una sartén grande a fuego medio. Fría las hamburguesas por un lado hasta que estén doradas, durante unos 7 u 8 minutos. Déles la vuelta y siga friéndolas hasta que estén cocinadas completamente, unos 6 minutos más. Servir en pan de hamburguesa con cualquier condimento.

POLLO PICADO *VERSUS* TERNERA PICADA

Cualquiera que esté controlando sus calorías sabe que la carne picada tiene muchas. Una ración de 115 gramos de ternera picada tiene unas 250 calorías. Puede reducir el número de calorías de sus recetas favoritas cambiando la ternera por pollo picado, que contiene solo 130 calorías por cada ración de 115 gramos.

❖ Ensalada César con chía ❖

PARA 2 RACIONES

La ensalada César es la ensalada básica de cualquier restaurante, el plato estrella cuando lo que quieres es algo ligero pero saciante, sano y delicioso. Esta versión rápida y casera sabe igual que la de su restaurante favorito, pero no contiene ni huevo ni anchoas y tampoco hemos añadido picatostes de pan para que sea un plato bajo en calorías. Pero sí hemos añadido un montón de chía para aumentar el perfil nutricional y la cantidad de fibra.

Ingredientes:

- 2 o 3 corazones de lechuga romana con las hojas lavadas, secadas y partidas en trozos que sean cómodos para comer
- Un tercio de taza de aceite de oliva virgen extra
- 2 cucharaditas de gel de chía (consultar la receta en la página 87)
- El zumo de 1 limón
- 1 cucharadita de tabasco
- 2 cucharadita de salsa Worcestershire
- 1 cucharadita de mostaza de Dijon
- 1 o 2 dientes de ajo picados
- Un cuarto de taza de queso parmesano rallado
- Sal y pimienta negra recién molida, al gusto

1. Colocar la lechuga romana en un recipiente para ensaladas.
2. En una batidora mezclar los demás ingredientes hasta que se licuen.
3. Cubrir la ensalada con el aliño, utilizando solo lo suficiente para cubrir la lechuga. Guardar el resto del aliño en un recipiente bien cerrado en la nevera y utilizar en el plazo de una semana.

SUPERCÉSAR

Si las historias que se cuentan son ciertas, la ensalada César fue una creación de César Cardini, que tenía varios restaurantes en Estados Unidos y México. Según su hija, Rosa, Cardini inventó la famosa ensalada en la cocina de su restaurante de San Diego el 4 de julio de 1924, cuando una fuerte actividad en la cocina redujo los ingredientes disponibles. La versión original tenía muchos picatostes, pero no llevaba anchoas. Si lo desea puede añadir carne blanca de pollo o pavo a la ensalada para convertirla en una comida completa.

❖ Gazpacho con chía ❖

PARA 8 RACIONES

El gazpacho casero es uno de los grandes placeres de la vida. Muchos de nosotros no podemos imaginarnos el verano sin él. Esta sabrosa receta utiliza semilla de chía blanca para espesarlo en vez de los tradicionales trocitos de pan.

Ingredientes:

- 1 botella o un brik de 1 litro de zumo de tomate
- 2 tazas de caldo de verduras o de pollo
- 2 tazas de tomates maduros frescos y troceados
- Media taza de pimiento rojo o amarillo picado muy fino
- Media taza de pepino pelado, sin semillas y picado muy fino
- Media taza de cebolla roja o cebolleta picada muy fina (de las variedades Maui, Walla Walla o Vidalia preferiblemente)
- Un cuarto de taza de vinagre de vino
- Un cuarto de taza de semillas de chía blanca
- Un tercio de taza de aceite de oliva virgen extra
- El zumo de medio limón
- Un cuarto de taza de perejil picado o una combinación de perejil y cebollino
- 1 cucharadita de orégano fresco picado
- 2 dientes de ajo picados
- Sal al gusto
- Pimienta negra al gusto
- Salsa picante al gusto
- Guarnición opcional: Perejil o cebollino picado, cebolla roja o cebolleta picada, aceitunas picadas, semillas de calabaza crudas o cualquier otra cosa que suene deliciosa

1. En un recipiente grande mezclar todos los ingredientes excepto la sal, la pimienta, la salsa picante y la guarnición. Mezclar bien.
2. Probar y sazonar con sal, pimienta y salsa picante.
3. Guardar en la nevera al menos 2 horas antes de servir. La sopa espesará cuando las semillas de chía se hinchen.
4. Servir con la guarnición que se desee.

LOS MISTERIOS DEL GAZPACHO

El gazpacho, como seguro que ya saben, es una sopa fría de tomate con un origen muy antiguo. Aunque mucha gente cree que el lugar de nacimiento de esta famosa sopa es Andalucía, en el sur de España, sus verdaderos orígenes son un misterio culinario. Hay dos teorías principales: que el gazpacho es una actualización de una sopa de pan árabe que llegó a España y Portugal con los moros o que la llevaron los romanos (sin los tomates, que se añadieron después de que llegaran a Europa desde el Nuevo Mundo, tal vez alrededor de 1521, cuando el explorador español Hernán Cortés se hizo con la ciudad de Tenochtitlán, Ciudad de México en la actualidad). Es posible que nunca conozcamos los verdaderos orígenes del gazpacho, pero lo que sí sabemos es que es uno de los platos más nutritivos y refrescantes que hay y que está lleno de vitaminas C y A, licopeno, fitonutrientes y fibra.

POSTRES

❖ Pudin básico con chía ❖

PARA 3 O 4 RACIONES

Este es el postre más fácil del mundo: solo tiene que mezclar las semillas de chía con su líquido favorito, endulzar la mezcla y dejarla reposar y espesar para después servirla tal cual o con frutos secos, azúcar, fruta, virutas de chocolate o cualquier cosa que le guste.

Ingredientes:
- 2 tazas de leche de almendras (o leche de coco, de arroz, de cáñamo o de vaca)
- Tres cuartos de taza de semillas de chía
- 2 cucharaditas de miel o sirope de arce
- Una pizca de sal
- Opcional: vainilla o extracto de almendra al gusto

1. En un recipiente grande mezclar todos los ingredientes y revolver bien hasta que todo quede bien combinado. Dejar que el pudin repose durante 5 minutos y después revolver de nuevo.
2. Revolver el pudin cada 5 minutos durante un período de 30 minutos.
3. Este postre estará listo cuando las semillas de chía se hayan hinchado.
4. Guardar en la nevera hasta el momento de servir.

LAS MARAVILLAS DEL SIROPE DE ARCE

El sirope de arce es la sabia dulce extraída de arce azucarero, del arce negro o del arce rojo. También es una sustancia endulzante muy sana porque el sirope de arce contiene menos calorías y más minerales que la miel o el azúcar. Busque siempre los siropes de grado B o ámbar oscuro; es más oscuro, su sabor es más rico que el de grado A o sirope ámbar Claro, más ligero y menos complejo. Pero el sirope de arce de cualquier tono tiene una gran cantidad de manganeso y zinc, dos minerales que son esenciales para el buen funcionamiento del sistema inmunitario.

¿CACAO O CHOCOLATE?

El cacao se obtiene de los residuos sólidos que quedan tras la obtención del licor y la mantequilla de los granos de cacao. Hay un gran debate entre los mejores gourmets sobre la diferencia entre el cacao y el chocolate en polvo. La verdad es que no hay ninguna diferencia. Y si encuentra la palabra «crudo» en su paquete de chocolate en polvo eso solo significa que ese producto no se ha calentado por encima de los 40 °C.

❖ Pudin de chocolate con chía ❖

PARA 2 RACIONES

De sabor profundo e intenso, este postre con chocolate es rico en magnesio, hierro, zinc y muchos otros nutrientes.

Ingredientes:

- 2 tazas y media de agua
- 1 taza de anacardos crudos
- 5 dátiles deshuesados, troceados y blandos (remojar en agua caliente durante una hora si los dátiles están duros)
- 2 cucharadas de extracto de vainilla
- Una pizca de sal
- Media taza de chocolate crudo en polvo (o granos de cacao tostados o cacao en polvo convencional sin azucarar)
- Un tercio de taza de semillas de chía

1. En un robot de cocina o batidora potente batir el agua, los anacardos, los dátiles, el extracto de vainilla y la sal. Batir hasta que quede homogéneo.
2. Añadir el cacao el polvo y la chía y seguir batiendo.
3. Verter la mezcla en copas de postre y guardar en la nevera toda una noche hasta que adquiera una consistencia firme.

❖ Pudin de frutas del bosque ❖

ENTRE 2 Y 4 RACIONES

Este postre rosa brillante sabe a verano. Es una forma ligera y refrescante de terminar una comida, pero también puede ser un tentempié o una buena opción para tomar a media mañana. No dude en experimentar con diferentes frutas y sabores.

Ingredientes:

- 2 tazas de fresas o frambuesas congeladas o frescas (o una combinación de ambas)
- Dos tercios de taza de leche de coco enlatada (agitar antes de medir). No utilizar leche de coco *light*
- 2 cucharadas de semillas de chía molidas
- 1 o 2 cucharadas de miel (al gusto)
- 1 cucharada de zumo de limón
- Una pizca de extracto de vainilla, de almendras o de limón

1. Echar todos los ingredientes en el recipiente de una batidora potente y batir hasta que la mezcla quede homogénea y las semillas de las frutas se hayan pulverizado.

2. Verter el pudin en 2 o 4 copas de postre y meter en la nevera durante unas 2 horas o hasta que esté frío y sólido.

LA SUPERFRUTA DEL BOSQUE

Las fresas son unas de las mejores cosas que trae el principio del verano. Jugosas, maduras, brillantes y deliciosas también son un alimento muy sano. Una taza de fresas tiene más del 136% de la cantidad diaria recomendada de vitamina C, el 20% de la cantidad diaria recomendada de manganeso, el 15% de la cantidad diaria recomendada de fibra e impresionantes cantidades de enzimas y fitonutrientes que ayudan a curar y actualizar el sistema inmunitario, a protegernos del cáncer, a mantener el sistema cardiovascular en perfecto funcionamiento, a evitar inflamaciones y a regular el nivel de azúcar.

❖ **Polos con chía** ❖

PARA 4 O 6 RACIONES

Los polos son un alimento genial para experimentar con las semillas de chía, la chía molida y el gel de chía. En esta receta refrescante utilizamos fresas enteras, trozos de mango y zumo de naranja, pero no dude en experimentar. Las combinaciones son infinitas (literalmente).

Ingredientes:
- 1 taza de fresas congeladas
- 1 taza de trozos de mango congelados
- Media taza de zumo de naranja
- Un tercio de taza de semillas de chía
- Un cuarto de taza de agua

1. En el recipiente de un robot de cocina o de una batidora potente mezclar todos los ingredientes hasta que se licuen.
2. Verter la mezcla en moldes para polos o moldes para cubitos de hielo.
3. Congelar hasta que se solidifiquen.

LA HISTORIA DE LOS POLOS

- El primer polo lo fabricó en 1905 un niño de 11 años llamado Frank Epperson que llamó a su invento «Epsicle Ice Pop» (Refresco de hielo Epsicle).
- Epperson inventó el polo tras dejar un vaso con refresco y una pajita en el exterior en invierno. Se congeló y a Epperson le encantó el resultado.
- A Epperson le llevó más de 18 años acabar de patentar su invento. Para ese momento sus hijos se habían acostumbrado a llamar a su invento «popsicle» (el nombre que reciben los polos en inglés) y se quedaron con ese nombre.

- En 1925 Epperson le vendió los derechos de su polo a la empresa alimenticia John Lowe de Nueva York.
- Los primeros polos distribuidos comercialmente tenían palos de abedul. En la actualidad la mayoría de los palos de los polos siguen fabricándose de la misma madera.

❖ __Gelatina de chía__ ❖

PARA UNAS 4 RACIONES

Este postre de característica textura no se parece al postre de aspecto perfecto, plástico y de colores chillones que todos recordamos de nuestra infancia. La gelatina de chía está llena de tropezones de semillas de chía y es un alimento calmante muy nutritivo. Si quiere un postre más cremoso, utilice leche de coco en vez de zumo de fruta (o combine ambas cosas).

Ingredientes:
- 3 tazas y tres cuartos de zumo de fruta (cualquiera)
- Un cuarto de taza de semillas de chía
- 1 lata de 425 gramos de leche de coco (debe estar fría) o un poco más de zumo
- 4 sobres de gelatina en polvo

1. Mezclar tres cuartos de taza de zumo de frutas y las semillas de chía en un recipiente pequeño. Dejar reposar durante 3 minutos y revolver. Meter el recipiente en el frigorífico durante 1 o 2 horas hasta que la mezcla se solidifique.
2. En un cazo o cazuela de tamaño medio, calentar las 3 tazas restantes de zumo.
3. Mientras se calienta el zumo, espolvorear la gelatina sobre la leche de coco fría en un recipiente pequeño y dejarlo reposar. Dejar que el zumo empiece a hervir.
4. En un molde de horno de cristal de unos 20×30 centímetros mezclar el zumo hirviendo y la mezcla de la leche de coco con la gelatina, batiendo durante unos 5 minutos hasta que no haya grumos y todo quede disuelto.
5. Sacar de la nevera la mezcla de la chía y el zumo.

ALGUNOS DATOS SOBRE LA GELATINA

La gelatina sin sabor (ingrediente principal de las gelatinas comerciales con sabores) es un producto animal que tiene un buen número de excelentes beneficios para la salud. En la comunidad autista, por ejemplo, es un remedio muy popular para ayudar a curar el síndrome del intestino permeable (en el que las paredes del intestino grueso son porosas) y hay estudios que han descubierto que la gelatina puede ayudar a tratar afecciones de las articulaciones y los tendones.

6. Cuando la mezcla de la gelatina se enfríe, tras unos 10 o 15 minutos, añadir 1 cucharada de la mezcla de chía a la mezcla de la gelatina y revolver hasta que se mezcle. Seguir añadiendo pequeñas cantidades de la mezcla de chía a la de la gelatina y revolviendo después de añadir hasta que se acabe la mezcla.
7. Meter en la nevera hasta que se solidifique.

❖ Galletas de cacao y chía sin horno ❖

PARA UNAS 12 GALLETAS PEQUEÑAS

Para muchos de nosotros estas galletas son las galletas sin horno definitivas, llenas de proteínas y de nutrientes (nada que ver con las tradicionales galletas con trocitos de chocolate de nuestra infancia). Le encantará la energía que le dan estos dulces.

Ingredientes:
- 1 taza de dátiles sin hueso
- Media taza de almendras crudas laminadas
- 2 cucharadas de polvo de cacao crudo (o granos de cacao tostados o cacao en polvo natural y sin endulzar)
- Un octavo de taza de semillas de chía
- 1 cucharadita de vainilla
- Un cuarto de taza de anacardos crudos enteros o avellanas, pistachos o almendras

1. Con un robot de cocina o batidora potente batir los dátiles hasta que se forme una pasta suave.
2. Añadir las almendras, el cacao en polvo, las semillas de chía y la vainilla. Batir hasta que todo esté bien mezclado, pero sin llegar a licuarlo.
3. Añadir los anacardos crudos y seguir batiendo hasta que los frutos secos se hayan incorporado a la mezcla (lo ideal es que queden trocitos de los frutos secos distribuidos por las galletas).
4. Haga con las manos unas bolitas del tamaño de una cuchara sopera con la mezcla para que queden galletas redondas y perfectamente acabadas.
5. Coloque las galletas sobre un papel engrasado y deje reposar durante al menos 2 horas. Conservar en la nevera o el congelador.

GRANOS DE CACAO CRUDOS

Si usted es un entusiasta de la comida cruda, puede que no quiera utilizar cacao en polvo. Si no encuentra cacao crudo en polvo, puede utilizar la misma cantidad de granos de cacao crudos y pulverizarlos para formar un polvo suave.

❖ Galletas de mantequilla de cacahuete con chía ❖

PARA ENTRE 20 Y 24 GALLETAS

Estas galletas son parecidas a las de mantequilla de cacahuete típicas en nuestra infancia, pero están cargadas de proteínas y fibra. Para hacerlas sin gluten, utilice harina de avena sin gluten. Las galletas estarán más blandas y serán más frágiles que las tradicionales, pero serán igual de deliciosas.

Ingredientes:

- Media taza de aceite de coco virgen
- Media taza de azúcar de caña natural o azúcar granulado normal
- Media taza de azúcar moreno
- Media taza de mantequilla de anacardos sin sal (también se puede usar mantequilla de almendra)
- 1 huevo grande
- 1 cucharadita de extracto de vainilla
- 1 taza y cuarto de harina de avena o harina integral de repostería
- Un cuarto de taza de almendra molida
- 2 cucharadas de semillas de chía
- Tres cuartos de cucharadita de bicarbonato
- Media cucharadita de sal fina

1. Precalentar el horno a 175°. Preparar dos bandejas de horno cubriéndolas con papel de horno.
2. Con una batidora de pie mezclar el aceite de coco, los dos tipos de azúcares y la mantequilla de anacardos durante unos 4 o 5 minutos o hasta que la mezcla adquiera un color claro.
3. Añadir el huevo y la vainilla y batir hasta que quede bien mezclado.
4. En un recipiente mediano mezclar la harina, las almendras, las semillas de chía, el bicarbonato y la sal. Añadir la mezcla de la harina a los ingredientes húmedos y mezclar bien.
5. Con una cuchara sopera o un utensilio para sacar bolas de helado de tamaño medio ir poniendo pequeñas cantidades de masa sobre las bandejas de horno.

HARINA DE AVENA O DE ALMENDRAS HECHA EN CASA

Aunque no es difícil encontrar en los supermercados harina de avena o de almendra, también es muy fácil hacerla en casa. Para hacer harina de avena solo hay que pulverizar la avena con un molinillo de café o con el robot de cocina. Para hacer harina de almendra puede utilizar almendras crudas o tostadas. Solo hay que tener cuidado al moler las almendras para no pasarse; la textura de la harina tiene que ser similar a la de la arena.

Apretar las galletas con suavidad con los pinchos de un tenedor o con un vaso de cristal para aplastarlas un poco.

6. Hornear hasta que estén doradas, unos 12 o 15 minutos.
7. Dejar enfriar durante 1 o 2 minutos antes de sacar las galletas de la bandeja.

❖ Bizcocho de nueces ❖

PARA 12 RACIONES

Este elegante bizcocho se basa en una receta de Vilma Lo Presti que aparece en su magnífico libro sobre cocinar con chía llamado *Pastrymaking and Baking with Chia*. Puede parecer un poco complicado, pero si quiere impresionar a alguien se alegrará de haber invertido el tiempo y el esfuerzo necesario para hacer este fantástico bizcocho.

Ingredientes:
- 6 claras de huevos grandes, cada una por separado
- 1 huevo grande entero
- Dos tercios de taza de azúcar granulado dividido en varios recipientes
- 2 cucharadas y media de miel
- 3 cucharadas y media de aceite de coco virgen y un poco más para engrasar el recipiente
- Media cucharadita de crémor tártaro
- 1 taza de harina especial para bizcochos
- Dos tercios de taza de harina de repostería integral y un poco más para espolvorear el recipiente
- 2 cucharaditas de levadura en polvo
- Un tercio de taza de nueces picadas muy finas
- 5 cucharada de chía molida
- Cobertura opcional: azúcar glasé

1. Precalentar el horno a 160°. Preparar un molde de bizcochos de unos 20 centímetros engrasándolo y espolvoreando un poco de harina y reservar.
2. En el vaso de la batidora y utilizando el accesorio con la varilla batir 2 de las claras de huevo y el huevo entero con la mitad del azúcar y la miel hasta que quede cremoso.
3. Poner el motor de la batidora a potencia mínima e ir echando el aceite en la mezcla del huevo. Dejar de batir y reservar.
4. En otro recipiente o vaso de la batidora echar las cuatro claras restantes, lo que queda del azúcar y el crémor. Batir hasta que la mezcla forme unos picos suaves y flexibles.
5. En un recipiente aparte mezclar las dos harinas y la levadura.

6. Con la batidora a baja potencia (o a mano, utilizando una espátula grande) ir echando alternativamente la mezcla del huevo y el azúcar y la mezcla de las harinas a las claras de huevo a punto de nieve.
7. Incorporar poco a poco las nueces y la chía molida.
8. Echar la mezcla en el molde preparado anteriormente y meterlo en el horno. Hornear hasta que al insertar un palillo en el centro del bizcocho salga limpio, unos 40 minutos.
9. Dejar enfriar el bizcocho durante unos 10 minutos dentro del molde antes de desmoldar y dejar que se enfríe completamente sobre una rejilla.
10. Espolvorear azúcar glasé por encima si se desea.

LAS NUECES Y SUS BENEFICIOS PARA LA SALUD

Las nueces están llenas de cosas buenas: proteínas, ácidos grasos omega-3, vitamina E y manganeso. Estos frutos secos benefician a los sistemas cardiovascular e inmunitario, a la piel y al sistema nervioso. Sorprendentemente solo un 5,5% de los adultos americanos comen nueces en algún momento del año. Otros datos interesantes sobre las nueces son:

- Gracias a su alto contenido en grasas poliinsaturadas, las nueces son muy perecederas y deben conservarse en la nevera o el congelador.
- En el siglo IV después de Cristo, los romanos introdujeron las nueces en muchos países europeos, en los que se cultivan desde entonces.
- El aceite de las nueces en el pasado se utilizó como aceite para lámparas.
- Una ración de 300 gramos de nueces son unas 7 nueces con cáscara o 14 mitades de nueces.
- Los nogales, árboles que producen las nueces, pertenecen a la misma familia que otros frutos secos como las nueces de Brasil, los anacardos, las avellanas, las nueces de Macadamia, las nueces de Pecán, los piñones y los pistachos.
- China es el mayor productor comercial de nueces del mundo y produce unas 360.000 toneladas métricas al año.
- Los Estados Unidos es el segundo mayor productor comercial de nueces con una producción de 294.000 toneladas métricas.
- En los Estados Unidos el 90% de las nueces crecen en el norte de California, sobre todo en los valles de Sacramento y San Joaquín.
- Turquía, Irán, Ucrania y Rumanía son los siguientes países en niveles de producción por detrás de California.
- Las nueces que se cultivan comercialmente en los Estados Unidos son de la variedad conocida como «nuez inglesa», porque las trajeron a las costas americanas por primera vez los barcos mercantes ingleses.
- Las nueces negras son autóctonas de los Estados Unidos.

❖ Bizcocho jugoso de zanahoria ❖

PARA ENTRE 12 Y 16 RACIONES

Los bizcochos de zanahoria, aunque son muy populares en los Estados Unidos desde los sesenta, tienen una historia que puede rastrearse hasta la Europa medieval, en la que se preparaban sus antepasados los pudines de zanahoria. Este postre se basa en una receta de Vilma Lo Presti (podrá encontrarla en su maravilloso libro sobre cocina con chía *Pastrymaking and Baking with Chia*). Hace falta un poco de tiempo para preparar este delicioso y jugoso bizcocho, pero merece la pena el esfuerzo. Si no le echa el glaseado opcional se ahorrará 180 calorías por ración.

Ingredientes:
- 7 cucharadas de aceite de coco virgen y un poco más para engrasar el molde
- 6 cucharadas de azúcar granulado
- 6 cucharadas de azúcar moreno prensado
- 1 huevo grande
- 3 claras de huevos grandes
- 1 taza y media de puré de zanahorias hecho cociendo las zanahorias y después aplastándolas hasta hacer un puré o haciéndolas puré con el robot de cocina o la batidora
- 7 cucharadas de queso *ricotta* parcialmente desnatado
- 1 cucharada de ralladura de cáscara de naranja
- 1 taza de harina convencional y un poco más para espolvorear en el molde
- Media taza de harina de repostería integral
- 3 cucharaditas de levadura en polvo
- Media cucharadita de canela
- Una pizca de sal
- Media taza de nueces o nueces de Pecán picadas muy finas
- Un tercio de taza de pasas negras sin pepitas (medidas prensándolas en la taza)
- Un cuarto de taza de semillas de chía

Para el glaseado:
- 1 taza y media de azúcar en polvo
- 6 cucharadas de cacao en polvo sin azucarar
- Un cuarto de taza de ron negro

1. Precalentar el horno a 175 °C. Engrasar y espolvorear con harina un molde con forma de corona.
2. En el vaso de la batidora o el robot de cocina (con el accesorio del batidor plano) mezclar el aceite de coco, los dos azúcares y el huevo entero hasta que la mezcla quede cremosa.
3. Añadir las claras una a una, mezclando bien después de añadir cada una de ellas.
4. Añadir el puré de zanahorias y seguir mezclando.

5. Añadir a la mezcla el queso *ricotta* y la cáscara de naranja y mezclar bien.
6. En un recipiente aparte mezclar las harinas, la levadura, la canela y la sal.
7. Añadir la mezcla de las harinas a la mezcla del huevo y la zanahoria y revolver solo hasta que todo esté bien combinado.
8. Añadir lentamente las nueces, las pasas y la chía y verter la mezcla en el molde preparado con antelación.
9. Hornear hasta que esté dorado y se pueda insertar un palillo en el centro y salga limpio, unos 35 o 40 minutos.
10. Dejar enfriar el bizcocho dentro del molde durante unos 10 o 15 minutos antes de desmoldarlo sobre una rejilla y dejar que se enfríe del todo.
11. Si el bizcocho va a llevar glaseado, mezcle los ingredientes en un recipiente pequeño y viértalo sobre el bizcocho mientras todavía está templado.

DATOS INTERESANTES SOBRE LA ZANAHORIA

¿A quién no le encantan las curiosidades, sobre todo cuando son sobre las cosas que comemos?

- La zanahoria más larga, registrada en 1996, medía 5,14 metros.
- Las zanahorias tienen el contenido más alto en betacaroteno (vitamina A) de todas las verduras.
- Las zanahorias empezaron a cultivarse como medicina, no como alimento.
- Los anglosajones incluían las zanahorias como ingrediente de una bebida medicinal que protegía del demonio y de la locura.
- La zanahoria más pesada registrada hasta el momento pesó 8 kilos con 61 gramos y la recogió en 1998 John V. R. Evans, un agricultor americano.
- Muchas personas atribuyen el bizcocho de zanahorias actual a Viola Schlicting, de Texas, que creó el primer bizcocho de zanahorias en los sesenta a partir de una receta de un pan de zanahorias y nueces alemán.
- Las zanahorias fueron la primera verdura que se enlató comercialmente.
- Holtville en California (EE.UU.) se conoce como la «capital mundial de las zanahorias».
- Los investigadores del Departamento de Agricultura de los Estados Unidos descubrieron que los participantes en un estudio que consumían dos zanahorias al día reducían sus niveles de colesterol en un 20% gracias a la fibra soluble de esta verdura.
- Medio kilo de zanahorias producen entre 170 y 250 mililitros de zumo de zanahoria al licuarlo.
- En una cucharita de postre caben casi 2.000 semillas de zanahoria.
- En la última comida del *Titanic* se incluía una crema de zanahorias como quinto plato.

RECETAS DE BELLEZA

Los ácidos grasos omega-3 son fantásticos para la piel, el pelo y las uñas y eso convierte a la chía en el alimento definitivo para la belleza. Tomar chía regularmente hará que siempre se encuentre en plena forma, pero también puede mezclar la chía con sus lociones, limpiadores, champús o acondicionadores favoritos para que su imagen sea aún mejor. Pruebe alguna de nuestras recetas.

❖ **Mascarilla hidratante de chía y aguacate** ❖

SUFICIENTE PARA 1 APLICACIÓN

Esta mascarilla es para piel seca. Es ultrahidratante, nutritiva y reafirmante. Póngasela una vez a la semana y verá la diferencia en su piel.

Ingredientes:
- Medio aguacate sin hueso
- 1 cucharada de semillas de chía molidas
- Opcional: 1 gota de aceite esencial de lavanda

1. Sacar con una cuchara la pulpa del aguacate separándola de la piel y echándola en un recipiente mediano.
2. Añadir las semillas de chía y el aceite esencial si se va a utilizar. Aplastar la mezcla hasta que quede una pasta suave.
3. Aplicársela sobre la piel de la cara limpia y dejar reposar durante entre 15 y 30 minutos.
4. Retirar con un paño humedecido con agua templada.

UN POTENCIADOR DE LA BELLEZA

Si busca una forma rápida de añadir semillas de chía a su rutina de belleza, mezcle una cucharada de chía molida o de gel de chía con su mascarilla facial, exfoliante o acondicionador comercial favoritos. Déjese la mezcla puesta el tiempo que sea oportuno, enjuáguesela y ya está: una piel y un pelo más suaves.

GEL DE ALOE VERA EN CASA

Según la zona en la que viva, es posible que pueda encontrar hojas grandes de aloe vera en el supermercado, en el herbolario o en algún mercadillo de productos naturales. Si ha estado utilizando hasta ahora botes de gel de aloe vera comprados en la droguería, le aconsejo que pruebe el aloe fresco. Refrescante, tonificante, iluminante, ultracurativo y supernutritivo, el ligero gel del aloe es maravilloso sobre la piel y genial para el pelo como gomina suave. Para probarlo en casa compre una de esas hojas (escoja una que esté firme y de color uniforme). En su casa, corte la hoja longitudinalmente y utilice una cuchara para sacar el gel transparente de su interior.

❖ Mascarilla refrescante para la piel ❖

SUFICIENTE PARA 1 APLICACIÓN

Esta mascarilla ligera y refrescante es ideal para las pieles normales o grasas. Deja la piel suave y brillante.

Ingredientes:
- 4 cucharadas de gel de aloe vera puro (se puede comprar en un herbolario o sacar directamente de una hoja de aloe)
- 1 cucharada de semillas de chía molidas
- Opcional: una gota de aceite esencial de árbol de té

1. Mezclar los ingredientes en un recipiente mediano.
2. Aplicar sobre la piel de la cara limpia dejando la mezcla durante entre 15 y 30 minutos.
3. Retirar con un paño humedecido en agua templada.

❖ Tratamiento facial con kelp ❖

SUFICIENTE PARA 1 APLICACIÓN

Las algas son una forma maravillosa de reafirmar la piel y de dejarla brillante.

Ingredientes:
- 1 cucharada de kelp en polvo (comprar las algas en polvo en un herbolario y moler con un molinillo de café)
- 1 cucharada de yogur natural
- 1 cucharada de gel de chía (consultar la receta en la página 87)

1. Echar todos los ingredientes en un recipiente mediano y mezclar hasta que queden bien combinados.
2. Aplicar sobre la piel de la cara limpia y dejar actuar durante entre 15 y 30 minutos.
3. Retirar con un paño humedecido en agua templada.

LAS ALGAS AL RESCATE

Las algas son un ingrediente común en los productos para la piel de herbolarios o tiendas selectas. El kelp, el dulse o el wakame tienen propiedades similares al plasma humano y también son fuentes muy concentradas de muchos minerales (entre ellos el yodo) y vitaminas que dejan la piel nutrida, suave, lisa y radiante.

❖ Supertratamiento facial exprés (I) ❖

SUFICIENTE PARA 1 APLICACIÓN

Rapidísima y nutritiva, esta receta revive la piel y le da un aspecto vibrante.

Ingredientes:
- 2 o 3 cucharada de gel de chía (consultar la receta en la página 87)

1. Aplicar sobre la piel de la cara limpia y dejar actuar durante entre 15 y 30 min.
2. Retirar con un paño humedecido en agua templada.

❖ Supertratamiento facial exprés (II) ❖

SUFICIENTE PARA 1 APLICACIÓN

Otra receta rápida y fácil para que su piel brille.

Ingredientes:
- 1 cucharada de chía molida
- 1 cucharada de gel de aloe, yogur natural, agua de rosas o su tónico o hidratante facial favorito

1. Mezclar los ingredientes en un recipiente mediano hasta que estén bien combinados.
2. Aplicar sobre la piel de la cara limpia y dejar actuar durante entre 15 y 30 min.
3. Retirar con un paño humedecido en agua templada.

EL AGUA DE ROSAS

El agua de rosas es un subproducto del aceite de rosas que se usa en perfumería. El agua de rosas su utilizaba en Oriente Medio y el Sur de Europa para dar sabor y en América es famosa como ingrediente para tratamientos faciales, normalmente tónicos o astringentes. Estos productos están diseñados para eliminar cualquier rastro de maquillaje o impurezas y dejar la piel firme, fresca y con los poros igualados.

❖ Exfoliante facial de almendras ❖

SUFICIENTE PARA 1 APLICACIÓN

Los exfoliantes de almendras son un tratamiento tradicional para deshacerse de la piel muerta y de las impurezas y dejar la piel fresca y suave. Pruebe esta versión casera. Le sorprenderá lo bien que queda su piel.

ACEITE DE YOYOBA

El aceite de yoyoba fue el favorito para los tratamientos faciales en los años setenta y se utilizaba para aceites de masajes, cremas faciales, lociones para el afeitado, endurecedores de uñas y todo tipo de productos para el cabello. Todavía hoy a todos nos gusta la hidratación continua que nos proporciona solo con unas gotas. Hay un dato interesante sobre la yoyoba: el aceite de yoyoba no es un aceite realmente sino la cera éster (cera líquida) de la semilla de la yoyoba.

Ingredientes:

- 1 cucharada de almendras picadas gruesas
- 1 cucharada de semillas de chía molidas
- 1 cucharada de aceite de yoyoba (para pieles secas) o de gel de aloe vera (para pieles grasas)

1. Mezclar todos los ingredientes en un recipiente mediano.
2. Aplicar sobre la piel de la cara limpia y frotar la piel con la mezcla haciendo pequeños círculos. Prestar especial atención a las zonas más rugosas o que tengan poros obstruidos.
3. Enjuagar inmediatamente con agua templada o dejar actuar la mezcla durante entre 10 y 30 minutos antes de retirar.

LAS SALES DE EPSOM

Sal de Epsom es otro nombre para el sulfato de magnesio. Recibió ese nombre en honor de la localidad de Epsom, en Inglaterra, donde se descubrieron a finales del siglo XVI. Las sales de Epsom son una poderosa fuente de magnesio e ideales para el baño porque relajan los músculos y ayudan a curar varias enfermedades de la piel. Media taza de sales de Epsom y su aceite esencial favorito y tendrá un baño terapéutico fantástico.

❖ **Exfoliante para dar luminosidad especial** ❖

SUFICIENTE PARA USAR EN TODO EL CUERPO Y LA CARA

Esta fácil receta da como resultado un exfoliante que es nutritivo y energizante.

Ingredientes:

- Media taza de gel de chía (consultar la receta en la página 87)
- 2 o 4 cucharadas de sal gruesa, sal de Epsom o cristales de azúcar puro
- Opcional: 1 gota de aceite esencial de lavanda

1. Mezclar los ingredientes en un recipiente grande. Utilizar mayor cantidad de sal o azúcar si se desea un exfoliante más granulado.
2. En la ducha, frotar sobre la piel seca haciendo pequeños círculos por todo el cuerpo y la cara.
3. Dejar actuar la mezcla durante unos minutos o enjuagar.

❖ **Tratamiento para las uñas con chía** ❖

SUFICIENTE PARA 1 APLICACIÓN

En esta receta la chía es un aliado para refrescar, reforzar e hidratar las uñas.

Ingredientes:
- 1 cucharadita de zumo de limón
- 1 cucharadita de miel
- 1 cucharada de chía molida

1. Mezclar los ingredientes en un recipiente mediano hasta que estén bien combinados.
2. Aplicar frotando las uñas, las cutículas y la piel de alrededor (también puede aplicarse de igual forma en las uñas de los pies).
3. Enjuagar inmediatamente o dejar actuar durante 10 minutos antes de retirar.

LIMÓN PARA LAS UÑAS

El limón tiene cualidades astringentes y blanqueadoras, le da brillo a las uñas y desinfecta su lecho eliminando bacterias y otras impurezas microscópicas. Es un ingrediente magnífico que ayuda a mantener las uñas brillantes y con aspecto fresco.

COMIDA PARA ANIMALES

Los animales también mejoran mucho cuando se les proporciona una dieta cargada de nutrientes. Y le resultará fácil mejorar la salud de su mascota gracias a la chía. Solo tiene que mezclar o espolvorear un poco de chía sobre su comida y dársela. A continuación les daremos unas cuantas ideas más.

❖ **Alpiste para canarios** ❖

PARA 2 TAZAS Y MEDIA

Este alpiste rápido y fácil de hacer les da energía y brillo a sus plumas. Es perfecto como alimento principal o como premio para canarios, periquitos, loros, tórtolas, cacatúas ninfa, cacatúas comunes, palomas o pájaros exóticos.

Ingredientes:
- 2 tazas de alpiste para pájaros común
- Media taza de semillas de chía

1. Mezclar el alpiste y la chía y guardar en un recipiente bien cerrado en un lugar fresco.

SALUD PARA TODOS

Este alpiste para pájaros también puede utilizarse en comederos para pájaros pequeños o echarse al suelo para pavos reales, cisnes y otras aves acuáticas. ¿Por qué se iban a quedar los pájaros domésticos con todos los nutrientes para ellos solos?

HUEVOS ENRIQUECIDOS

Seguramente ha visto en el supermercado huevos «enriquecidos con omegas». ¿Ha pensado alguna vez cómo se consigue que tengan un contenido alto en esos ácidos grasos esenciales? Todo empieza con el alimento que se les da a las gallinas; en otras palabras, según lo que coman las gallinas, salen los huevos. Muchos criadores están alimentando a sus gallinas con lino o con chía para aumentar la cantidad de ácidos grasos omega-3 en los huevos. Si se les da demasiado lino, los huevos acabarán con un ligero sabor a pescado, pero eso no ocurre con la chía.

❖ <u>Alimento para gallinas</u> ❖

PARA UNAS 12 TAZAS

La chía está ganando aceptación no solo por lo que puede hacer por los pollos que comemos, sino por los huevos que ponen las gallinas. Alimentar a estas aves con semillas de chía es una forma fácil, rápida y segura de aumentar el contenido de ácidos grasos omega en la carne y en los huevos.

Ingredientes:
- 1 bolsa de 2 kilos de alimento común para gallinas
- 1 bolsa de medio kilo de semillas de chía

1. En un recipiente grande o en un cubo con tapa, mezclar el alimento para gallinas y las semillas de chía.
2. Guardar cubierto y en un lugar fresco y seco.

ESTUDIOS EN CONEJOS

En 2010 la Universidad de Turín llevó a cabo un estudio para determinar la diferencia entre unos conejos que consumían chía y otros que no. Tras cambiar hasta un 15% del alimento normal de los conejos por chía, los investigadores descubrieron que no se producía ningún cambio en la textura o el sabor de la carne de los dos grupos, pero los conejos alimentados con chía tenían una carne con mayores niveles de antioxidantes, más ácidos grasos omega-3 y omega-6, menos grasas saturadas y menos lípidos insaturados (lo que es una ventaja porque estos niveles bajos contribuyen a la salud cardiovascular).

❖ **Bebida con chía para conejos** ❖

SUFICIENTE PARA EL SUMINISTRO DE AGUA PARA 1 DÍA

Es difícil conseguir que los conejos que tenemos como mascotas coman chía; no suelen comer semillas y la chía no se pega bien a la hierba, las verduras y los alimentos preparados que suelen comer los conejos domésticos. Esta bebida para conejos es una buena forma para introducir chía en la dieta de su mascota.

Ingredientes:
- 1 taza de agua fresca
- Media cucharadita de gel de chía (consultar la receta en la página 87)

1. Añadir el gel de chía al agua. Mezclar bien.
2. Colocar en un cuenco; el gel de chía podría atascar un bebedero.

❖ **Comida para gatos con chía** ❖

PARA 1 RACIÓN

La chía ayuda a que el pelo del gato esté brillante y grueso, a que tenga los ojos más brillantes y a mantener sus niveles de energía.

Ingredientes:
- 1 ración de comida de gato enlatada (dependiendo del tamaño de su gato la lata puede ser de 30, de 85 o de 140 gramos)
- 1 cucharadita de gel de chía (consultar la receta en la página 87)

1. Mezclar el gel de chía con la comida de la lata hasta que quede todo bien combinado.
2. Servir inmediatamente.

HIERBA GATERA

Si usted tiene un gato seguramente le habrá visto masticar trozos de plantas o hierba. O incluso le habrá cultivado su propia maceta de hierba de trigo crestado para que pueda comérsela. La próxima vez pruebe con hierba de chía. Las macetas de Chia Grass Cat Planter harán que pueda cultivar su propia hierba de chía en casa. A los gatos les encanta mordisquearla. Y también a los perros, los conejos, las cobayas, los pájaros, los caballos, las vacas, las ovejas y las cabras, así que tal vez deba plantearse comprar dos macetas...

UN POCO DE CHÍA DA PARA PASEAR MUCHO

A la mayoría de los perros les encantan las semillas de chía, de hecho intentan comérselas directamente de la bolsa. Una cucharadita de chía espolvoreada sobre su comida seca o húmeda es una buena forma de darle a su mejor amigo esa chía que le encanta. Dicho esto, muchos perros (y gatos) digieren la chía mucho mejor si se ha puesto a remojo primero, por eso se recomienda el gel de chía en muchas de las recetas de este apartado.

❖ Comida de perro con chía ❖

SUFICIENTE PARA 1 RACIÓN

Cuando los perros se van haciendo mayores, sus pelajes se van apagando. Algunos animales empiezan a desarrollar tendencia a enfermedades de la piel y además empiezan a oler bastante fuerte. Una dosis diaria de chía puede ayudar a que su pelo brille, a que su piel quede fina y flexible y que el olor se mantenga en niveles mínimos.

Ingredientes:
- 1 ración de comida de perro enlatada (la mitad o más de una lata de 340 gramos)
- 1 cucharada de gel de chía (consultar la receta en la página 87)

1. Mezclar el gel de chía con la comida enlatada hasta que quede bien combinado.
2. Servir inmediatamente.

❖ Alimento para caballos ❖

SUFICIENTE PARA 1 RACIÓN

Los ácidos grasos omega hacen maravillas con el pelo, la piel y las uñas... o los cascos en el caso de los caballos. También mejora la salud de las articulaciones, ayudando así a los animales más mayores y a los caballos de trabajo a estar más cómodos.

Ingredientes:

- Dos tercios de taza de alfalfa o de alimento concentrado
- Un tercio de taza de semillas de chía

1. Colocar los granos de pienso concentrado en el comedero o en el suelo.
2. Echar las semillas de chía por encima.

INSTRUCCIONES PARA DAR CHÍA A LOS CABALLOS

La edad, el tipo, el género, la rutina diaria... Todos estos condicionantes entran en juego a la hora de determinar qué dieta es mejor para un caballo. Si usted tiene un caballo, seguro que ya sabe lo que necesita su animal, pero a continuación le damos unos consejos fáciles para introducir la chía en su dieta.

- Pruebe a darle a su caballo la chía 5 días a la semana.
- Déle un tercio de taza de chía (unos 55 gramos) a cada caballo junto con el pasto o el pienso.
- Déle dos tercios de taza de chía (unos 110 gramos) a cada caballo con su hierba seca o mezclado con el heno.
- Pruebe con dos tercios de taza de chía para caballos jóvenes que están creciendo, yeguas preñadas, caballos mayores o en rehabilitación y caballos de competición.

❖ **Alimento para ganado con chía** ❖

PARA 1 RACIÓN

Esta nutritiva receta es fantástica para vacas, cabras y ovejas (todas ellas rumiantes, una palabra que viene del latín *«rumiare»* que significa «masticar una y otra vez»).

Ingredientes:

- Un cuarto de taza de semillas de chía por cada oveja o cabra; 1 taza de semillas de chía para cada vaca
- Su ración normal de heno, cereal o pienso concentrado

1. Eche las semillas de chía directamente sobre la comida que comen normalmente los animales.

LA SUPERLECHE

Darle chía a las vacas, las cabras y las ovejas es un forma fácil de mejorar la leche que producen con ácidos grasos omega y otros nutrientes presentes en la chía. Tanto si se consume en forma líquida como en yogur, crema agria, queso u otro tipo de productos lácteos, esta leche mejorada se está convirtiendo en algo muy popular en la industria de la alimentación para satisfacer la demanda de los consumidores de productos lácteos mejorados.

CAPÍTULO 6

CADA VEZ MÁS SANOS CON LA CHÍA

....

UNA de las razones por las que la chía es un alimento tan maravilloso es porque le ofrece algún beneficio interesante a prácticamente todo el mundo, tanto si es joven, mayor o de mediana edad, varón o mujer, una persona sedentaria o un atleta de élite. La chía puede ayudar a superar enfermedades y a prevenirlas. ¡Incluso puede hacer que el pelo crezca mejor!

En otras palabras, la chía es mucho más que un aliado para la pérdida de peso. En este capítulo hablaremos de todas las enfermedades que se pueden mejorar o incluso prevenir con una dosis diaria de chía.

EL CÁNCER

En todos los tipos de cáncer la enfermedad empieza cuando el ADN de una sola célula muta y después se replica para crear más células mutadas. Pronto estas células mutadas, que se mueven muy rápido, empiezan a invadir el tejido sano y así es como se extiende el cáncer. Esta mutación puede estar causada por un error genético o por una exposición a la radiación o a un carcinógeno. Algunos cánceres se mueven despacio, se detectan y se tratan con facilidad. Otros son rápidos y sigilosos; para cuando la persona lo descubre suele ser ya tarde.

Una o dos cucharadas de chía al día pueden ayudar tanto a prevenir las mutaciones celulares, como a ralentizar las células que ya están mutando, haciendo que las terapias convencionales contra el cáncer tengan más posibilidades de éxito. ¿Cómo? Todo tiene que ver con los altos niveles de antioxidantes de la chía. Estos fitonutrientes ayudan a fortalecer al máximo las células y a protegerlas del daño en el ADN. También ayudan a las células dañadas a repararse. Entre los antioxidantes que sirven para luchar contra el cáncer que se pueden encontrar en la chía están las vitaminas A, C y E, los ácidos clorogénico y caféico, los flavonoides miricetina, la quercetina y el kenferol y los glucósidos flavonoides.

El ácido graso omega-3 también ayuda a combatir y prevenir el cáncer. En 2007 investigadores de la Universidad Nacional de Córdoba (Argentina) estudiaron el efecto de estos ácidos grasos en los tumores del cáncer de mama. Sus descubrimientos, que se publicaron en junio de 2007 en la revista *Journal of Prostaglandins, Leukotrienes and Essential Fatty Acids* (Revista de prostaglandinas, leucotrienos y ácidos grasos esenciales), demostraron que el ácido graso omega-3 de la chía ayuda a reducir los tumores ya existentes y a prevenir la metástasis.

DATOS SOBRE EL CÁNCER

- El cáncer de pulmón es uno de los tipos de cáncer que se puede prevenir con mayor facilidad.
- Hay más de 100 tipos de cáncer.
- Cualquier parte del cuerpo se puede ver afectada por un cáncer.
- Un tercio de los cánceres se pueden curar si se detectan pronto y se tratan adecuadamente.
- El uso del tabaco es la principal causa prevenible de cáncer en el mundo.
- Más del 70% de las muertes por cáncer en el mundo se producen en los países con ingresos medios o bajos.
- 8,4 millones de americanos vivos actualmente tendrán un cáncer en el futuro o lo han sufrido en el pasado.
- Tras dejar de fumar, una persona necesitará al menos 10 años para reemplazar todas las células precancerosas que le quedaron en el cuerpo.
- En todo el mundo los cinco tipos más comunes de cáncer que matan a las mujeres son (en orden de frecuencia): de mama, de pulmón, de estómago, colorectal y de cérvix.
- La remisión es un signo de que las células del cáncer pueden haberse eliminado ya.
- No todos los cánceres desarrollan tumores.
- Cuando las células del cáncer se extienden a otras partes del cuerpo se denomina metástasis.
- Los síntomas del cáncer son: pérdida de peso, cansancio o agotamiento, fiebre y glándulas inflamadas.
- En todo el mundo los cinco tipos más comunes de cáncer que matan a las hombres son (en orden de frecuencia): de pulmón, de estómago, de hígado, colorectal y de esófago.
- Una quinta parte de todos los cánceres del mundo están causados por una infección crónica. Por ejemplo el virus del papiloma humano (VPH) causa el cáncer de cérvix y el virus de la hepatitis B (VHB) causa el cáncer de hígado.
- Los cánceres más comunes que se diagnostican en los Estados Unidos son: cáncer de vejiga, de mama, de colon, de pulmón, melanoma, de riñón, de páncreas, leucemia, cáncer de tiroides y de próstata.
- Entre el 90 y el 95% de los casos de cáncer se deben al estilo de vida o a factores ambientales y el 5% restante son resultado de la genética.
- Más del 30% de los casos de cáncer se podrían prevenir no fumando, manteniendo una dieta sana, estando físicamente activo y evitando las infecciones que pueden ser causa de cáncer.

«He sobrevivido a un cáncer de mama, pero ésa no es la razón por la que empecé a tomar chía. Empecé con la chía hace un par de años tras pasar por una menopausia inducida químicamente provocada por la radiación y la quimioterapia. Me di cuenta de que no estaba tan despierta como solía. Sentía como si mi cerebro tuviera constantemente como una niebla, me fallaba la memoria y estaba muy dispersa. Asumí que serían síntomas de la menopausia. Una amiga me habló de la chía, que su hijo estaba tomando para mejorar los síntomas del síndrome de déficit de atención e hiperactividad. La probé y un par de semanas después empecé a sentirme más centrada y a tener reacciones más rápidas.

En cuanto al cáncer, han pasado dos años y todavía no ha vuelvo. Sigo tomando chía para ayudar a mantener mi cerebro y mis células sanas.»

—ROBIN HANDLY, Brooklyn, Nueva York, Estados Unidos.

LAS ENFERMEDADES CARDIOVASCULARES

Las enfermedades del corazón (también conocidas con enfermedades cardiovasculares o ECV) afectan a uno de cada cuatro americanos cada año (unos cincuenta y siete millones de personas). Incluyen varias enfermedades relacionadas con el corazón, las arterias y las venas, órganos implicados en el suministro de oxígeno a otros órganos vitales del cuerpo como el cerebro, el propio corazón y otros. En pocas palabras, si un órgano o tejido no consigue el oxígeno que necesita, muere.

La hipertensión es una forma de enfermedad del corazón, como también lo son el ictus, las arritmias (latidos del corazón irregulares), la angina (dolor crónico en el pecho), las enfermedades de las arterias coronarias (arterioesclerosis o arterias atascadas por un estrechamiento de las arterias o una acumulación de colesterol y otras sustancias) y los ataques cardíacos.

La mayoría de las enfermedades cardiovasculares están causadas por el estilo de vida y por eso pueden prevenirse e incluso tratarse con hábitos sanos. Consumir chía a diario es un hábito saludable que además contribuye a evitar, mejorar o ayudar a tratar las enfermedades cardíacas.

Hay muy pocos estudios formales que hayan investigado los beneficios de la chía sobre la salud del corazón, aunque eso está cambiando en los últimos tiempos. En un estudio de 2007 de la Universidad de Toronto los investigadores le dieron a veintiún diabéticos un suplemento hecho con chía o uno hecho con otros cereales con un contenido de fibra similar. Tras 3 meses, la tensión arterial de los pacientes que tomaban chía cayó (10 puntos la diastólica y 5 puntos la sistólica) mientras que la del grupo que tomaba otros cereales permaneció igual. Es más, los investigadores vieron que los factores de coagulación de la sangre habían caído un 20% y los niveles de proteína C-reactiva, un marcador de inflamación en las enfermedades cardíacas, cayó un 30%.

Investigaciones de la Universidad de Oxford y de la Universidad de Sydney (Australia) publicadas en 2003 en la revista *European Journal of Nutrition* (Revista Europea de Nutrición) descubrieron una correlación entre la dieta alta en flavonoides y las tasas bajas de mortalidad por enfermedad cardíaca. Los flavonoides son antioxidantes que se encuentran en ciertos alimentos vegetales. La chía tiene un nivel especialmente alto de ellos.

El número de marzo de 2011 de la revista *Journal of Nutritional Biochemistry* (Revista de Bioquímica Nutricional) destacaba un estudio australiano de la Universidad de Queensland que descubrió que el ácido alfa-linolénico de las semillas de chía ayuda a reducir la inflamación y la fibrosis cardíaca (engrosamiento de las válvulas cardíacas) en ratas que ingirieron una dieta mejorada con chía durante 8 semanas.

Tengo la tentación de enumerar todo los estudios que hay, pero creo que es suficiente con decir que la chía está llena de sustancias que pueden ayudar a proteger el corazón de las enfermedades cardiovasculares. Y solo tomando 2 cucharadas al día.

DATOS SOBRE LAS ENFERMEDADES CARDÍACAS

- La enfermedad coronaria es el tipo más común de enfermedad cardiovascular (ECV).
- Más del 50% de las personas que han sufrido un ataque cardíaco esperaron 2 horas o más antes de pedir ayuda.
- La muerte cerebral por un episodio cardiovascular se puede producir en solo 4 minutos.
- Una persona con un historial familiar de enfermedades cardíacas tiene diez veces más probabilidades de tener una enfermedad cardiovascular.
- Una dieta con muchas grasas y carbohidratos aumenta el riesgo de coagulación de la sangre.
- Alrededor de un 47% de las muertes repentinas por ataques cardíacos se producen fuera de los hospitales. Esto hace pensar que muchas personas con enfermedades cardíacas no actúan ante los signos tempranos de advertencia.
- Los factores de riesgo de un ataque cardíaco son el colesterol alto, la tensión arterial alta, el estilo de vida sedentario, la obesidad, una dieta pobre, la diabetes, un consumo alto de alcohol y fumar.
- Las enfermedades cardíacas son la principal causa de muerte tanto en hombres como en mujeres.
- En 2010 las enfermedades cardíacas le costaron a los Estados Unidos 316.400 millones de dólares. Este total incluye el coste de los servicios sanitarios, las medicinas y la pérdida de productividad.
- Todos los años unos 785.000 americanos tienen su primer ataque al corazón. Y otros 470.000 que ya habían tenido uno o más han tenido otro.
- Alrededor del 82% de las personas que han muerto de enfermedad cardíaca coronaria tenían 65 años o más. A edades más avanzadas, las mujeres que tienen ataques cardíacos tienen más probabilidades que los hombres que morir de esta afección en pocas semanas.
- El riesgo de los fumadores de desarrollar una enfermedad cardíaca coronaria es de dos a cuatro veces mayor que el de los no fumadores. Las personas que fuman un paquete de cigarrillos al día tiene más del doble de riesgo de sufrir un ataque al corazón que las personas que nunca han fumado.
- La exposición al humo de otras personas aumenta el riesgo de enfermedad cardíaca incluso para los no fumadores.

CONSEJOS PARA EVITAR LAS ENFERMEDADES CARDÍACAS

Consumir chía regularmente es una forma fantástica de mantener el sistema cardiovascular sano. Pero hay muchas otras cosas que se pueden hacer para asegurarse de que todo vaya bien

- **Reducir el estrés.** Aunque los investigadores médicos no saben exactamente cómo aumenta el estrés el riesgo de enfermedad cardíaca, sí saben que contribuye a una mala salud cardiovascular. Cuando tenemos que soportar estrés, es común experimentar un aumento de la tensión arterial, de los malos hábitos alimentarios y el aumento del consumo de alcohol y cigarrillos para calmarse. Además las hormonas del estrés, la adrenalina y el cortisol, que se liberan cuando estamos estresados, pueden aumentar el riesgo de ataque cardíaco.
- **Dejar de beber.** Beber demasiado puede aumentar los niveles de grasas (triglicéridos) de la sangre. El alcohol también puede provocar tensión arterial, una mayor ingesta de calorías (lo que a su vez contribuye a la obesidad) y fallos cardíacos, o, en caso de llegar a emborracharse, incluso un ictus. Un par de copas de vino a la semana no le harán daño, pero intente que su consumo semanal de alcohol no pase de las cinco copas o menos.
- **Reducir el número de cigarrillos.** Las sustancias químicas del tabaco pueden dañar el corazón y los vasos sanguíneos, provocando un estrechamiento de las arterias, afección que se denomina arterioesclerosis, y que reduce el paso de oxígeno y puede acabar en un ataque cardíaco. La nicotina de los cigarrillos también es peligrosa porque, al estrechar los vasos sanguíneos y aumentar la tensión arterial, hace que el corazón trabaje más. Además el monóxido de carbono del humo de los cigarrillos sustituye al oxígeno en nuestra sangre. Esto aumenta la tensión arterial obligando al corazón a hacer un sobreesfuerzo para suministrar al cuerpo suficiente oxígeno.
- **Dormir suficiente.** Se ha vinculado el hecho de dormir mal a la tensión arterial alta, la arterioesclerosis, el ataque cardíaco y el ictus, la diabetes y la obesidad. Aunque no se sabe cuál es el mecanismo exacto que vincula la falta de sueño con la enfermedad cerebrovascular, los investigadores creen que la culpable puede ser la inflamación.
- **Perder peso.** La mayoría de la gente gana peso con la edad, algo natural. Pero el sobrepeso obliga al corazón a trabajar más de lo que debería y aumenta las posibilidades de tener colesterol y tensión arterial altos.
- **Hacer ejercicio.** La actividad física ayuda a controlar el peso y puede reducir las posibilidades de desarrollar otras enfermedades que obligarían al corazón a sobreesforzarse, como la tensión arterial alta, el colesterol alto y la diabetes. También puede reducir el estrés, un factor de riesgo de enfermedad cardíaca.
- **Comer una dieta sana para el corazón.** Para tener una dieta sana para el corazón piense siempre en la granja, no en las fábricas. Los alimentos naturales e integrales (verduras sobre todo) son el núcleo de una dieta buena para el corazón. La Asociación Americana del Corazón defiende la filosofía «DASH», es decir, *Dietary Approaches to Stop Hypertension* (Directrices Dietéticas para Detener la Hipertensión). En estas directrices se incluyen ingerir muchos alimentos vegetales, asegurarse de que los alimentos son bajos en colesterol, grasa y sal y tomar los menos productos animales posibles.
- **Rodearse de personas positivas.** Varios estudios sugieren que tener una red social fuerte puede ayudar a proteger de las enfermedades cardíacas. Un estudio de

la Universidad de Minnesota en Minneápolis (Estados Unidos) analizó a 15.000 hombres y mujeres entre 1999 y 2002 y descubrió que los que iban a la iglesia y a clubs sociales y tenían muchos parientes y amigos tenían una tensión arterial significativamente más baja y menos factores de riesgo de enfermedades cardíacas que las personas más solitarias.

- **Adoptar una mascota.** Un estudio de 10 años con más de 4.435 americanos participantes con edades comprendidas entre los 30 y los 75 años realizado por investigadores del Instituto para el Ictus de la Universidad de Minnesota en Minneápolis (EE.UU.) descubrió que tener una mascota reduce el riesgo de tener una ataque cardíaco en una proporción de un tercio. Se cree que la vida con la mascota ayuda a las personas a soportar y superar el estrés diario.

«Mi esposa y mis hijos llevan un año tomando chía. Mi mujer empezó a tomarla cuando se decidió a correr maratones y como yo corro con ella he visto cuánto ha aumentado la resistencia y la fuerza que tiene, sobre todo hacia el final de las carreras. También he visto lo rápido que le crecen las uñas a mis hijos y he notado que parecen más tranquilos y más centrados desde que toman chía regularmente. Viendo esto lo lógico sería que me hubiera subido al carro de la chía con ellos, pero yo no empecé a tomarla hasta que no me diagnosticaron hipertensión. Mi tensión arterial era de 150/90. Volví de la consulta del médico, saqué una bolsa de chía y la probé. Después me comprometí a tomar 2 cucharadas al día. Ahora, tres meses después, tengo la tensión en 120/80 y espero seguir bajándola en los próximos meses.»

—DANIEL KENNEDY, Costa Mesa, California, Estados Unidos.

EL COLESTEROL

El colesterol es algo que todo el mundo tiene en mente en la actualidad. ¿Tendré el colesterol alto? ¿O bajo? ¿Qué es el colesterol bueno? ¿Y el malo?

Antes de analizarlo en profundidad, hablemos de lo que es el colesterol. Para los aficionados a la bioquímica, el colesterol es un alcohol esteroideo producido por el hígado. De hecho, el colesterol es el esteroide más importante del cuerpo humano. Esta sustancia cerosa ayuda al cuerpo a fabricar hormonas, vitamina D y sustancias que ayudan a digerir los alimentos, por ejemplo la bilis. El cuerpo fabrica todo el colesterol que necesita.

Pero en ocasiones el cuerpo fabrica un exceso de colesterol. U obtiene colesterol adicional de alimentos animales. Como el colesterol no se disuelve, el cuerpo puede tener más colesterol del que usa. Para intentar reequilibrarse, el cuerpo envía el colesterol a las paredes arteriales, donde se acumula haciendo que las arterias sean cada vez más estrechas. Pronto la sangre rica en oxígeno tiene problemas para pasar por las venas obstruidas; piense en los pasillos de su casa, en lo que pasaría si empezara a almacenar cosas que no utiliza apoyándolas contra las paredes de ese pasillo; pronto estaría tan abarrotado que no podría pasar por él. El resultado de ese atasco en las arterias es una cantidad de enfermedades cardiovasculares entre las que se incluye la hipertensión, el ictus y los ataques cardíacos.

El exceso de colesterol normalmente puede controlarse con unos cambios en el estilo de vida bien elegidos. La forma más fácil es comer menos alimentos animales, que contienen colesterol. El ejercicio regular potencia la circulación de la sangre, refuerza los músculos del corazón y puede ayudar a eliminar las acumulaciones de colesterol. Reducir el tabaco y el alcohol (dos cosas que llevan a la acumulación de colesterol) también ayuda.

Y además está la chía, un ingrediente maravilloso para reducir los niveles de colesterol. Aunque no hay estudios formales sobre los efectos de la chía sobre el colesterol humano, los estudios en ratas han demostrado que la semilla de chía reduce la grasa en la sangre y aumenta los niveles de colesterol bueno.

Es más, el ácido alfa-linolénico de la chía se ha demostrado que reduce la acumulación de grasa de las arterias, reduciendo a su vez los niveles de colesterol. Según la Asociación Americana del Corazón, las dietas altas en ácido alfa-linolénico (el ácido graso omega-3 esencial) se asocian con una incidencia un 10% menor de enfermedades cardíacas coronarias en comparación con la dieta típica americana que normalmente es baja en este ácido graso omega-3.

«Mi hija me insistía en que tomara chía para ayudar a reducir mi colesterol, pero yo creía que estaba loca. Al fin le dije: "Lo voy a probar para demostrarte que no funciona". Empecé a echarme una cucharada de chía en el zumo de naranja todos los días y no cambié nada más. A los 60 días mi colesterol había bajado unos 40 puntos. Ahora lo tengo en el punto más bajo de todos, en 150.»

—PETER WIERCINSKI, enviado por internet a www.azchia.com

Intente tomar 2 cucharadas de chía al día. Si toma alguna medicación, consulte con su médico antes de tomar chía por si acaso, aunque hasta el momento no se conoce ningún problema médico o complicación relacionada con la chía.

«La chía me hace sentir genial, llena de energía, y ha reducido mucho mi colesterol.»

—DIANE SEARS, enviado por internet a www.azchia.com

COLESTEROL BUENO Y COLESTEROL MALO

Hay dos tipos de colesterol. Uno se denomina lipoproteína de baja densidad; lo consideraremos el «colesterol indeseable». El otro tipo se llama lipoproteína de alta densidad; este es el colesterol bueno. Ni el colesterol indeseable ni el colesterol bueno se disuelven. Idealmente viajan por el cuerpo solo mientras son necesarios para ayudar a crear hormonas y vitaminas que ayudan en ciertos procesos corporales. Una vez que cumplen su función se encaminan al hígado, donde se eliminan del cuerpo.

Pero al colesterol «indeseable» le gusta quedarse por ahí. No quiere irse. Le encanta establecerse y crear problemas. Es cierto que algunos de los problemas en la vida son inevitables. Pero cuando hay demasiados, las cosas se ponen cuesta arriba. Ahí es donde entra el colesterol bueno. Estos trabajadores concienciados hacen su trabajo y se van, y, de paso, cuando se encaminan a la salida cogen al colesterol malo, el LDL, y se lo llevan al hígado, donde se eliminan ambos. Si el cuerpo no tiene suficiente colesterol HDL para ayudar a eliminar del cuerpo el problemático LDL surgirá un problema (un problema que se puede solucionar con una combinación de cambios en el estilo de vida, principalmente dieta y ejercicio, y seguramente también con medicación)

DATOS SOBRE EL COLESTEROL

- Aproximadamente uno de cada seis adultos (el 16,3% de la población adulta de los Estados Unidos) tiene un nivel de colesterol alto. El nivel a partir del cual se considera colesterol total alto es de 240 mg/dl (miligramos por decilitro) o superior.
- Las personas con un colesterol total alto tienen aproximadamente el doble de riesgo de enfermedad cardíaca que las personas con niveles óptimos. El nivel deseable es inferior a los 200 mg/dl.
- En los adultos americanos el nivel medio es de 200 mg/dl, lo que el justo el nivel límite de riesgo.
- El colesterol alto en sangre normalmente no muestra ningún signo ni síntoma. Por eso mucha gente no sabe que lo tiene.
- La Asociación Americana del Corazón recomienda que la ingesta de colesterol diaria de la dieta no supere los 300 miligramos.
- Otros nombres para la afección del colesterol alto son hipercolesterolemia e hiperlipidemia.
- En los Estados Unidos más mujeres que hombres tienen el colesterol alto. El Programa Nacional de Educación sobre el Colesterol recomienda que todos los adultos comprueben sus niveles de colesterol cada 5 años.
- Nueva Zelanda tiene la mayor tasa per cápita de muerte por enfermedades cardíacas.
- La arterioesclerosis (el taponamiento de las arterias que puede llevar a ataques cardíacos e ictus) puede empezar a producirse incluso antes del nacimiento.
- Uno de cada cinco adolescentes americanos tiene niveles de colesterol elevados.
- La mayoría del colesterol del cuerpo se fabrica en el hígado a partir de las grasas saturadas que ingerimos. El colesterol también llega directamente procedente de algunos alimentos como los huevos, las carnes y los lácteos.

LA DIABETES

Probablemente habrá oído que la incidencia de diabetes está aumentando. Incluso puede que sepa que la diabetes tiene algo que ver con el azúcar en la sangre. Pero, ¿qué es exactamente la diabetes? ¿Y qué la causa? La diabetes se considera un desorden metabólico, un problema técnico en la forma en que nuestros cuerpos utilizan la comida digerida para obtener energía. La mayor parte de lo que comemos se descompone en un tipo especial de combustible llamado glucosa, un tipo de azúcar que se encuentra en la sangre y que utiliza el cuerpo como combustible para todas las funciones corporales.

Pero el problema de la glucosa es que no puede entrar en nuestras células por sí sola. Necesita que la acompañe al interior de la célula una hormona especial llamada insulina.

La diabetes se produce cuando una persona no tiene suficiente insulina para acompañar a la glucosa hasta las células (esto es lo que se denomina diabetes tipo 1) o cuando una persona come demasiado y crea más glucosa de la que el cuerpo puede utilizar. O incluso, en algunos casos, cuando las células del cuerpo simplemente ignoran la insulina cuando aparece con la glucosa (esto se conoce como diabetes tipo II). En todos los casos el resultado es el mismo: demasiada glucosa en la sangre sin usar y esperando a ser utilizada.

Como la mayoría de las enfermedades, la diabetes tiene ciertos signos. Algunos de los más obvios son orinar muy frecuentemente (cuando hay demasiada glucosa, es decir azúcar, en la sangre se orina más a menudo para diluirla), una sed urgente, un hambre intensa, aumento de peso (o en algunos casos pérdida de peso), mayor fatiga, irritabilidad, visión borrosa, cortes y hematomas que no curan bien, un aumento de las infecciones de la piel, infecciones por hongos, picor, encías inflamadas, infecciones frecuentes en las encías, disfunción sexual en los hombres y hormigueo o cosquilleo en manos y pies.

Afortunadamente todos los tipos de diabetes son tratables: la de tipo 1 principalmente con insulina inyectable además de dieta y ejercicio, y la de tipo 2 con ejercicio y una dieta especial (en los casos más graves pueden ser necesarias también las inyecciones de insulina).

La chía puede ayudar con ambos tipos de diabetes reduciendo la tasa de conversión de los carbohidratos en azúcares, y así ayudando a mantener niveles sanos de azúcar en sangre. El gel de chía rodea a los carbohidratos durante la digestión, ralentizando su liberación en el torrente sanguíneo y ayudando a moderar los niveles de azúcar en sangre. En un estudio de 2007 realizado por el St. Michael's Hospital de Toronto (Canadá) y publicado en la revista *Diabetes Care*, a veinte sujetos con diabetes tipo II se les dieron 37 gramos de semillas de chía al día (más o menos unas 3 cucharadas) durante 12 semanas. La chía no solo ayudó a controlar el azúcar en sangre, también redujo los marcadores de riesgo de los sujetos de enfermedades cardiovasculares al reducir la tensión arterial y el nivel perjudicial de colesterol LDL y de triglicéridos a la vez que aumentaba el nivel de colesterol HDL.

Además un estudio de la Universidad de Litoral en Santa Fe, Argentina, descubrió que las ratas que tenían una dieta alta en azúcares tenían menos posibilidades de sufrir resistencia a la insulina cuando consumían diariamente chía en comparación con el grupo de control al que no se le alimentaba con chía.

«Tengo diabetes tipo II, que desarrollé poco después de alcanzar los 90 kilos. Mido 1,68, así que es mucho peso. Mi médico me recetó insulina y me recomendó que diera un paseo todos los días, que redujera la comida basura y los carbohidratos simples y perdí 22 kilos. Acabé trabajando con una terapeuta de salud holística para asegurarme de que hacía lo que necesitaba hacer por mí misma. Ella me sugirió que tomara 2 cucharadas de semillas de chía todos los días. Mi médico pensó que estaba loca cuando le pregunté, pero me dijo que probara.

En dos meses había perdido 12 kilos, tenía mucha energía para hacer ejercicio y no solo para aguantar todo el día y había reducido la cantidad de insulina que tomaba un 25%. Ahora le doy chía a mis dos hijas, solo para que se mantengan sanas, y a mi marido que tiene diverticulitis. Incluso mi padre ha empezado a tomarla para que le ayude con su hipertensión.»

—MELINDA SHANNON, 43 años, Jersey City, Nueva Jersey, Estados Unidos.

SALUD DIGESTIVA

El síndrome del intestino irritable, la diverticulitis, el estreñimiento y otras afecciones digestivas (los síntomas difieren) están causadas por una sola cosa: el mal funcionamiento del intestino grueso, normalmente por una falta de fibra. Se cree que estas enfermedades tan comunes afectan a más de un tercio de los adultos menores de 45 años, la mitad de los americanos con edades entre 46 y 80, y a dos tercios de los americanos con más de 80. Y eso son muchas personas. Y las afecciones digestivas no solo hacen que las personas se sientan mal, también comprometen la absorción de los nutrientes, provocan fatiga y aletargamiento y, en los casos más graves, contribuyen al cáncer colorectal.

Esto ocurre porque cuando los alimentos parcialmente digeridos pasan mucho tiempo en el intestino grueso, los ácidos de la bilis se reabsorben, crecen bacterias malas sin control y las bacterias buenas quedan ahogadas. Las toxinas dañinas proliferan en un colon atestado e incluso pueden llegar a ser absorbidas por el cuerpo.

Aunque no se han hecho estudios específicos sobre la influencia de la chía en los problemas digestivos, sí se ha investigado su relación con la fibra. Varios estudios en los Estados Unidos y la Unión Europea han descubierto que entre 20 y 35 gramos de fibra al día mantienen la digestión regular y reducen el riesgo de cáncer colorrectal (el americano medio toma menos de 15 gramos al día de fibra). La chía contiene unos 5 gramos de fibra por cucharada; 3 cucharadas al día son suficientes para mejorar la salud y la comodidad digestiva.

PSILIO VERSUS CHÍA

Si ha estado tomando psilio para tener su dosis diaria de fibra insoluble, tenemos buenas noticias para usted: puede pasarse a tomar chía y no solo tendrá fibra, sino también omega-3, antioxidantes y proteínas. Pero para obtener la misma cantidad de fibra soluble que se encuentra en un gramo de psilio tendrá que consumir aproximadamente 20 gramos de chía, lo que le aportará aproximadamente 7,18 gramos de fibra insoluble y 1,07 gramos de fibra soluble también.

¿CUÁL ES LA DIFERENCIA ENTRE LA FIBRA SOLUBLE Y LA INSOLUBLE?

La fibra soluble se hincha en contacto con el agua. Cuando se mezcla con un líquido, forma una sustancia parecida a un gel. Es muy buena para moderar los niveles de glucosa en sangre y para reducir el colesterol. La fibra soluble se encuentra en los guisantes, las judías, las lentejas, la avena y la pectina de la fruta.

La fibra insoluble no se hincha ni se disuelve en agua y pasa por todo el sistema digestivo más o menos de la misma forma en que entró en el sistema. La fibra insoluble es muy buena para la salud del intestino, ayuda con el estreñimiento, las hemorroides y el cáncer colorrectal. La mayoría de las fibras insolubles que ingieren los humanos provienen de la cáscara exterior de los granos de los cereales.

Y la fibra de la chía ayuda a que el intestino grueso no deje de moverse de forma eficiente. Pero la fibra no es lo único. La chía, que es hidrófila, le proporciona hidratación al intestino grueso; según va pasando por el colon, «irriga» el intestino y ayuda a mantener todo su contenido húmedo y maleable.

BEBER SUFICIENTE AGUA

La mayoría de los americanos no beben suficiente agua, lo que puede provocar estreñimiento. El cuerpo necesita agua para hacer que los desechos se muevan por todo el cuerpo y después salgan. Como la chía se hincha entre 9 y 12 veces su tamaño dentro del estómago, es especialmente importante tomar suficiente líquido para ayudar al cuerpo a utilizar la chía. Tome un vaso de 225 mililitros de agua u otro líquido por cada cucharada de chía que consuma.

LA FATIGA

Los aztecas, que son los primeros que documentaron el uso de la chía, tenían muchos usos para esta semilla. Una de las formas más importantes de utilizarla era como potenciadora de la energía y para ayudar a mantener la resistencia. En los códices aztecas hay una historia tras otra sobre cómo los guerreros, los mensajeros en ruta y los atletas aguantaban únicamente con una cucharada de chía al día y una medida de agua. En el libro de Christopher McDougall *Nacidos para correr,* el autor cuenta que habló con los que se cree que son los descendientes de los aztecas: las personas nacidas en las Barrancas del Cobre en México. Estos superatletas son famosos por realizar carreras de 160 kilómetros (o más) solo con la ayuda de las semillas de chía y agua.

¿Cómo potencia la chía la resistencia? De varias formas, probablemente. La chía es hidrófila, lo que significa que ayuda al cuerpo a mantener la hidratación, evitando la deshidratación que agota la energía y protegiendo las articulaciones del cansancio y las roturas por la actividad física intensa.

El alto perfil nutricional de la semilla también ayuda a mantener la energía. Con un buen número de proteínas, vitaminas, minerales, aminoácidos, ácidos grasos y antioxidantes, la chía proporciona los sistemas corporales de nutrición necesarios para actuar de forma eficiente en el punto más alto de rendimiento, así como los ácidos grasos omega-3 necesarios para que el cuerpo pueda repararse rápidamente.

LAS ENFERMEDADES INFLAMATORIAS

Inflamación es la palabra estrella en los círculos relacionados con la salud en estos tiempos y es comprensible. Investigaciones recientes han descubierto que la inflamación es la raíz de muchas enfermedades y algunos científicos están teorizando incluso sobre que la inflamación puede ser la causa que provoca el envejecimiento. Las enfermedades cardíacas, la artritis, el acné, el asma, las alergias, las sensibilidades e intolerancias a algunos alimentos, la enfermedad pélvica inflamatoria, la enfermedad del intestino inflamado y algunas enfermedades del sistema autoinmune son solo unos cuantos ejemplos de enfermedades inflamatorias. Se producen cuando las células de un cuerpo (diferentes enfermedades implican diferentes tipos de células) se ven irritadas por algo, tal vez una bacteria, un virus, una sustancia química o incluso un fuerte cambio de temperatura. Las células afectadas reaccionan inflamándose. La sangre inunda la zona intentando enviar el oxígeno curativo a las células afectadas. El plasma empieza a llegar también, haciendo que se inflame más. Toda esta actividad puede hacer subir la temperatura de las células. Y en algunos casos la inflamación se extiende y afecta a otras partes del cuerpo.

Pronto el sistema inmunitario empieza a funcionar haciendo un esfuerzo especial, añadiéndose a la respuesta furiosa de las células o intentando calmarlas. Este gran gasto de energía se la roba a los sistemas normales del cuerpo, a sus actividades de mantenimiento y a otras funciones. El resultado es la fatiga, la disfunción del sistema inmune, en algunos casos una afección crónica y en otros incluso el cáncer.

La chía puede ayudar. Sus generosas cantidades de antioxidantes ayudan a reforzar el sistema inmune y a prevenir que las células reaccionen exageradamente en un primer momento. Los altos niveles de ácidos grasos omega-3 de la chía ayudan a reducir la inflamación, normalizando la zona afectada.

«Tenía una bursitis terrible que yo achacaba a la edad y a mi afición por el tenis. El año pasado empecé a tomar una cucharada de chía al día para que me crecieran más las uñas. Sí, la vanidad… Pero entonces me ocurrió algo interesante. Mi bursitis mejoró. Aumenté la dosis a 3 cucharadas al día y el dolor desapareció totalmente. Soy la mayor fan de la chía desde entonces.»

—LORNA SEHR, Minneápolis, Minnesota, Estados Unidos.

LA FUNCIONALIDAD DEL SISTEMA INMUNE

Cuando coja un resfriado, una gripe o un virus puede culpar a su sistema inmunitario. Este fascinante sistema del cuerpo se ocupa de mantener a raya a los invasores extraños que provocan enfermedades, desde parásitos y bacterias hasta toxinas y microbios. También se ocupa de conseguir que el cuerpo se recupere si un invasor se cuela y desbarata nuestra salud. Si el virus o la bacteria logran reproducirse y empezar a causar problemas, el sistema inmune es quien debe eliminarlos. Este sistema tiene además otras funciones importantes, por ejemplo detectar un cáncer en las primeras fases y en algunos casos incluso eliminarlo.

El sistema inmunitario se compone del timo, el bazo, el sistema linfático, la médula ósea, los glóbulos blancos, los anticuerpos y las hormonas. Este complejo sistema responde muy bien a los antioxidantes, algo que la chía tiene en grandes cantidades. Los antioxidantes refuerzan el sistema inmunitario y le permiten proteger al cuerpo y luchar contra los invasores más rápida y agresivamente. El ácido alfa-linolénico de la chía también refuerza el sistema inmunitario.

DATOS SOBRE EL SISTEMA INMUNITARIO

- La piel es la barrera que evita que muchos gérmenes entren en el cuerpo.
- El timo es una glándula que hay en el pecho que convierte los glóbulos blancos normales en células T especiales que luchan contra los microbios dañinos.
- Algunos científicos creen que el exceso de azúcar reduce la inmunidad del cuerpo.
- El moco cubre las vías respiratorias y los pulmones para protegerlos de las partículas de humo y de los gérmenes. Las vías respiratorias se llenan de moco cuando tenemos un resfriado porque el cuerpo intenta minimizar la invasión de gérmenes transportados por el aire.
- Las glándulas adenoides de la nariz son uno de los centros de las defensas del cuerpo y liberan células para luchar contra las infecciones.
- Si tiene una infección de garganta, las amígdalas liberan células para luchar contra ella.
- ¿Sabía que la enfermedad de las encías debilita el sistema inmunitario? Cepillarse los dientes y utilizar el hilo dental son formas fáciles de potenciar la función del sistema inmune.
- Las glándulas linfáticas de la ingle se suelen inflamar cuando el cuerpo lucha contra una infección.
- Las glándulas sebáceas de la piel secretan un aceite que es venenoso para muchas bacterias.
- Los estudios demuestran que el sueño, el sexo, la risa, la música relajante y el ejercicio moderado ayudan a fortalecer el sistema inmune.
- El picor, los estornudos, la tos y los vómitos son las formas más comunes que tiene el cuerpo para expulsar a los invasores no deseados.
- Las partículas pequeñas que se quedan atrapadas en el recubrimiento mucoso de las vías respiratorias son expulsadas por unos pelillos minúsculos llamados cilios.
- Ciertos tipos de glóbulos blancos son citotóxicos, lo que significa que son venenosos para los invasores.
- El bazo no solo destruye las células sanguíneas ya inservibles, sino que también fabrica anticuerpos y fagocitos.
- Los glóbulos blancos llamados fagocitos se dirigen al lugar de una infección siempre que hay inflamación. Estas células se tragan a los invasores y después utilizan una enzima para disolverlos.

«Mi hija empezó a tomar chía para estar más tranquila y más centrada. Pero lo que yo he notado es que cada vez que entramos en temporada de resfriados y gripes, ella nunca enferma. Antes tenía que tenerla en casa al menos dos veces al año por varios resfriados, pero desde que empezó a tomar 1 cucharada de chía cada día, no ha estado enferma ni un solo día.»

—TRACI WALKER, Reno, Nevada, Estados Unidos.

LA SALUD DEL CEREBRO Y DEL SISTEMA NERVIOSO

El sistema nervioso se ocupa de que estemos tranquilos, serenos y controlados. Pero a veces el sistema nervioso no funciona todo lo bien que debería. El resultado es la depresión, el síndrome de déficit de atención e hiperactividad, la ansiedad, el estrés y una gran cantidad de otros desórdenes del humor y la conducta.

La medicación es una opción para aquellos que sufren de enfermedades graves del sistema nervioso. Pero para muchas personas el ejercicio regular, el sueño y la ingestión de más nutrientes es suficiente para volver a su estado habitual. La chía es una gran ayuda en estas circunstancias. Las investigaciones han demostrado que las deficiencias en ácidos grasos omega-3 son factores que contribuyen en muchas afecciones del humor, la depresión entre ellas. Uno de los estudios más citados es un ensayo de 8 semanas que realizó en 2010 la Universidad McGill de Montreal (Canadá). Ese estudio descubrió que los suplementos de omega-3 ayudaban a la mitad de los pacientes con depresión grave.

Otros estudios han demostrado también que los ácidos grasos omega-3 de la chía nutren el cerebro y ayudan a crear un estado de calma y concentración. Los minerales y las vitaminas B de la chía también proporcionan una sensación de calma centrada a la vez que ayudan al sistema nervioso a trabajar de forma más eficiente. El triptófano, también presente en la chía, es un aminoácido que ayuda al cerebro a crear serotonina y melatonina, dos neurotransmisores que nos hacen sentir bien.

«No empecé a tomar chía por la ansiedad, pero me di cuenta de que me ayudaba mucho. Empecé a tomarla porque mi entrenador de atletismo me lo sugirió. Noté una gran diferencia en las rodillas y las caderas después de las carreras largas. También me di cuenta de que era menos propensa al estrés en el trabajo y en mi matrimonio. Me daba una sensación de «dejarme llevar» que otras personas también me han notado. ¡Y tengo las uñas fantásticas también!»

—MELINDA KOONS, Chicago, Illinois, Estados Unidos.

«Empecé a darle chía a mi perro porque había desarrollado con la edad una enfermedad de la piel: le picaba y se le descamaba. La veterinaria me dijo que el omega-3 de la chía le ayudaría a curar la piel y mejoraría el aspecto de su pelo. Y tenía razón, pero no me esperaba ver también un cambio de humor en el perro. Siempre ha sido un perro nervioso, pero cuando llevaba unas tres semanas tomando chía he notado que las cosas a las que antes reaccionaba ya no le molestan tanto. Ahora es un perro mucho más agradable, tanto de mirar como de tratar.»

—BOB DOOLEY, Albany, Nueva York, Estados Unidos.

LA SALUD DE LA PIEL, EL PELO Y LAS UÑAS

La piel es nuestro órgano más grande y uno de los marcadores más visibles de nuestra salud. La piel es nuestro mayor órgano desintoxicante que ayuda a liberar el cuerpo de sustancias dañinas. También es una parte importante del sistema inmunitario que trabaja para mantener alejados a los patógenos y otros invasores.

Cuando estamos sanos tenemos la piel suave, clara y brillante. Cuando algo va mal (tal vez porque no metabolizamos los nutrientes de la forma que deberíamos, porque no dormimos suficiente o porque sufrimos alguna enfermedad) la piel se ve grasienta, descamada, con manchas, irregular, amarillenta o con granos. En otras palabras, no tiene buena apariencia.

Las uñas de los pies y de las manos, el pelo, las cejas y las pestañas son apéndices de la piel, lo que significa que cualquier cosa que nutra la piel también nutre sus apéndices. Uno de los nutrientes que le encanta a la piel son los ácidos grasos omega-3. La chía está llena de ellos en forma de ácido alfa-linolénico que mejora la piel reduciendo cualquier inflamación que cause bultos, granitos o acné. Las cualidades hidrófilas de la chía le proporcionan hidratación a la piel y al pelo, haciendo que se vean suaves y flexibles. Los minerales de la chía refuerzas las uñas y potencian el crecimiento de las células de la piel y el pelo. Al mismo tiempo el alto volumen de antioxidantes de la chía protegen la piel y sus apéndices deshaciéndose de bacterias, hongos, virus, parásitos y toxinas ambientales; todo ello puede cambiar la forma en que se ve la piel y cómo se desarrolla.

«La chía ha sido una ayuda tremenda para mantener bajo control la inflamación que tenía en la piel. Es un gran alivio usar un alimento que es todo natural y que funciona eficazmente y elimina la necesidad de utilizar cremas con esteroides que necesitan de receta médica.»

—LAUREN ROSEMOND, enviado por internet a www.azchia.com

«Llevo tomando chía un tiempo, pero decidí que podía aumentar la dosis fácilmente añadiéndosela a la leche que tomo por la mañana. No pasó mucho tiempo antes de que empezara a notar que me brillaba más el pelo y que era más manejable. De hecho incluso mi peluquero hizo un comentario sobre que me veía el pelo más brillante y más sano la última vez que fui a la peluquería.»

—PATRICIA WIERCINSKI, enviado por internet a www.azchia.com

CÓMO UTILIZAR LA CHÍA PARA TENER UNA PIEL MEJOR

Tanto si tiene acné como arrugas, la chía puede mejorar su piel. La forma más fácil de usar la chía para esto es simplemente ingiriéndola. Tome 1 cucharada o 2 al día para empezar. Si está luchando contra alguna enfermedad de la piel persistente, pruebe con 3 cucharadas al día. Pero la chía también puede hacer maravillas al aplicarla directamente sobre la piel. Pruebe el aceite de chía o hágase sus propios productos para el cuidado de la piel (consultar las páginas 137 a 141 para obtener más información sobre el tema).

«Llevo utilizando chía más o menos un año. Y he notado la diferencia. Estoy mucho más tranquila. Puedo dormir. Mi colesterol y mi tensión arterial están genial. El pelo y las uñas me crecen más fuertes y más rápido. Se la recomendaría a cualquiera, sobre todo a las mujeres que empiezan con la menopausia.»

—MAUREEN SILVA, enviado por internet a www.azchia.com

PREGUNTAS FRECUENTES

C UANDO se trata de un ingrediente tan poderoso y con tantos beneficios como la chía, es imposible que no surjan preguntas. A continuación incluyo una lista de las preguntas que me suelen hacer una y otra vez sobre este alimento tan beneficioso.

NUTRIENTES Y BENEFICIOS

P: ¿La chía tiene ácidos grasos esenciales?
R: La chía es la planta con el mayor nivel de ácidos grasos omega-3 que se conoce hasta el momento. Dos cucharadas de semillas de chía tienen 5 gramos de ácidos grasos omega-3.

P: ¿Qué es un ácido graso esencial?
R: Se denominan ácidos grasos esenciales porque no pueden sintetizarse en el cuerpo, por lo tanto es esencial obtenerlos de los alimentos. Los ácidos grasos omega-3 y omega-6 son los ácidos grasos esenciales para los humanos y otros animales. Son precursores de importantes hormonas que afectan a muchos procesos biológicos, ayudan a mantener una piel sana y participan en el metabolismo del colesterol.

P: ¿Es mejor un acido graso omega-3 que otro?
R: El único ácido graso omega-3 que es esencial es el ácido alfa-linolénico (AAL), el tipo presente en la chía. El ADH y el AIPO, que se obtienen de fuentes marinas, no son ácidos grasos omega-3 esenciales porque el cuerpo puede sintetizarlos (hacer una conversión a partir del AAL).

P: ¿Cuál es la proporción apropiada entre omega-6 y omega-3?
R: La proporción ideal es de entre 1:1 y 3:1. Durante nuestro período evolutivo los humanos comíamos omega-6 y omega-3 en una proporción de 1:1. Las dietas

modernas son muy ricas en omega-6, derivado primariamente de las grasas vegetales y animales. Habitualmente las dietas actuales ofrecen proporciones que superan la proporción 15:1 entre omega-6 y omega-3. Este desequilibrio aumenta el riesgo de enfermedad cardíaca coronaria y también los procesos inflamatorios naturales del cuerpo.

P: ¿Qué diferencia hay entre los ácidos grasos omega-3 y omega 6?
R: En general los omega-3 son antiinflamatorios mientras que los omega-6 son justo lo contrario, fomentan la inflamación.

P: ¿Qué otras fuentes de ácidos grasos omega-3 hay?
R: En general el omega-3 está presente en las grasas de los peces marinos salvajes y las verduras verdes. La mayoría de los cultivos oleosos tienen muy poco de este ácido graso. Los pescados marinos tienen omega-3 solo si son salvajes y si provienen del mar. Los peces de piscifactoría necesitan ser alimentados con suplementos de omega-3 para poder proporcionar esos ácidos.

P: ¿Puedo tomar demasiados ácidos grasos omega-3 con la chía?
R: El ácido graso omega-3 de la chía se denomina ácido alfa-linolénico (AAL). Puede ingerir hasta 1 taza de chía al día y su cuerpo solo convertirá la cantidad de AAL que necesita. Esa necesidad varía de una persona a otra, así que el cuerpo de otra persona convertirá el AAL de forma diferente al mío o al suyo. Lo que el cuerpo no utiliza se excreta.

P: ¿Puedo perder peso tomando chía?
R: La chía tiene grandes cantidades de fibra (tanto soluble como insoluble), sustancia baja en calorías. Dos cucharadas de chía proporcionan 8,25 gramos de fibra. Además, como la chía es muy hidrófila (absorbe el agua) se expande en el estómago proporcionando una agradable sensación de saciedad y plenitud. Y si una persona se siente llena tiene menos probabilidades de comer de más.

P: ¿Cuál es la diferencia entre la fibra soluble y la insoluble?
R: La fibra soluble se «hincha» en el agua. Cuando se mezcla con líquido, la fibra soluble forma una sustancia parecida a un gel. Es genial para moderar los niveles de glucosa en sangre y para reducir el colesterol. La fibra soluble se encuentra en los guisantes, las judías, las lentejas, la avena y la pectina de la fruta.
La fibra insoluble no se hincha ni se disuelve en el agua y pasa por el sistema digestivo más o menos igual que entró en el sistema. La fibra insoluble es buena para la salud intestinal, ayuda con el estreñimiento, las hemorroides y el cáncer colorectal.

P: ¿Qué minerales tiene la chía?
R: Boro, calcio, cobre, yodo, hierro, magnesio, manganeso, molibdeno, fósforo, potasio, sílice, sodio, estroncio, azufre y zinc. También tiene amilasa (un almidón

de liberación lenta que ayuda en el tratamiento de la hipoglucemia) y muchos electrolitos.

P: ¿Qué vitaminas tiene la chía?

R: Las principales vitaminas son: A, B1 (tiamina), B2 (riboflavina), C (ácido ascórbico), F, colina y folato (acido fólico). La chía también contiene vitaminas B3, B5, B6, B15, B17, D, K, inositol y APAB.

P: ¿Qué otras cosas tiene la chía?

R: Ácido linolénico, antioxidantes entre los que se incluyen los ácidos clorogénico y caféico, los flavonoides miricetina, quercetina y kenferol, glucósidos flavonoides, mucina, fibra y 18 de los 22 aminoácidos, entre ellos los 9 esenciales: isoleucina, leucina, lisina, metionina, fenilanina, treonina, triptófano, valina e histadina.

P: ¿La chía es buena para personas con artritis?

R: La chía es muy aconsejable para personas con artritis o cualquier tipo de dolor articular porque tiene altos niveles de ácidos grasos omega-3 y antioxidantes, que son potentes agentes antiinflamatorios.

P: ¿Las personas celíacas o con intolerancia al gluten pueden tomar chía?

R: La semilla de chía no tiene gluten y la pueden tomar las personas celíacas.

P: ¿La chía puede causarles problemas a las personas con diverticulitis?

R: En general la fibra de la chía protege las paredes del intestino y mejora el proceso de digestión. Moler la chía con un molinillo de café y utilizar chía molida es una opción, porque la chía en esta forma tiene partículas de un tamaño mucho más pequeño y que suele ser más fácil de procesar. Las personas con problemas digestivos específicos deben consultar con su médico sobre cuál es la mejor forma de uso.

P: ¿Es la fibra de la chía lo que ayuda con enfermedades con la diverticulitis y el síndrome del intestino irritable?

R: Sí, la fibra de la chía sin duda ayuda a que el intestino grueso se mueva con eficacia y facilidad, pero la fibra no es lo único que ayuda. La chía, que es muy hidrófila, le proporciona hidratación al intestino grueso. Según va pasando por el colon va «irrigando» el intestino y manteniendo el contenido húmedo y maleable.

P: He estado tomando psilio por su fibra. ¿Puedo cambiar y empezar a tomar chía?

R: Sin duda. Las ventajas de la chía incluyen que, además de la fibra, tomándola también obtendrá omega-3, antioxidantes y proteínas. Pero para obtener la misma cantidad de fibra que hay en 1 gramo de psilio tendrá que consumir aproximadamente 2 gramos de chía. Con una cantidad diaria recomendada 15 o más gramos de chía (un poco más de una cucharada) conseguirá tanta fibra como con el consumo diario recomendado normalmente de psilio.

P: **Mi entrenador personal me recomienda que tome chía a diario entre mis entrenamientos de levantamiento de peso. ¿Por qué?**

R: Se cree que la chía reduce el tiempo de recuperación y la fatiga en los entrenamientos cardiovasculares porque ayuda a la reparación de los tejidos musculares.

P: **He oído que la chía es muy buena para la diabetes. ¿Por qué?**

R: Las semillas de chía ralentizan la tasa de conversión de los carbohidratos en azúcares, lo que ayuda a mantener niveles sanos de azúcar en sangre. El gel de chía rodea los carbohidratos durante la digestión, como dice Penni Shelton en su libro *Raw Food Cleanse* (La limpieza de la comida cruda), ralentiza la liberación de los carbohidratos en el torrente sanguíneo y ayuda a moderar los niveles de azúcar en sangre.

P: **Soy corredor de largas distancias. ¿Qué puede hacer por mí la chía?**

R: La chía es hidrófila y puede absorber entre nueve y doce veces su peso en agua. Esto significa que la chía aumenta la hidratación del cuerpo, lo que es especialmente beneficioso para los atletas que necesitan permanecer hidratados durante las carreras largas y las actividades de resistencia.

P: **¿Qué pasa después de haber ingerido la chía?**

R: Cuando la chía llega a los líquidos digestivos del estómago se hincha y forma un gel. Este gel ralentiza la tasa a la que las enzimas digestivas convierten los carbohidratos en azúcar. Eso hace que la chía sea fantástica para los diabéticos, las personas con irregularidades en los niveles de azúcar y los que tienen antojos de ciertos alimentos relacionados con sus niveles de glucosa.

P: **Sé que tengo que beber mucho líquido mientras tome la chía, pero ¿por qué?**

R: Como la chía absorbe mucho líquido, puede provocar calambres estomacales. De ahí la necesidad de tomar suficiente líquido cuando se consume chía.

P: **Estoy buscando una forma de conseguir más minerales de fácil asimilación en mi dieta. ¿Puede ayudarme la chía?**

R: Sí, por supuesto. La chía contiene una dosis impresionante de varios minerales entre los que se incluye el boro que ayuda al cuerpo a asimilar el calcio. Además la chía contiene: más de cinco veces la cantidad de calcio de una ración de leche; quince veces más magnesio que el brócoli; dos veces más potasio que un plátano; y tres veces más hierro que las espinacas.

P: **He oído al doctor Oz decir que la chía ayuda a dormir. ¿Cómo?**

R: La chía es rica en triptófano, el aminoácido que eleva los niveles del cuerpo de los neurotransmisores que ayudan naturalmente al sueño: la melatonina y la serotonina. 55 gramos de chía tienen el doble de triptófano que una ración de pavo. Pruebe a tomar chía 2 o 3 horas antes de acostarse (o incluya la chía en su cena).

P: He oído que la chía hace que las uñas estén más sanas y crezcan más rápido, ¿es cierto?

R: La chía es rica en omega-3, así como en calcio, boro y muchos antioxidantes que ayudan a conseguir una piel sana, hidratada y libre de enfermedades. Las uñas y el pelo son apéndices de la piel, lo que significa que cualquier cosa que mejore la salud de la piel, también mejorará la del pelo y las uñas. También me he dado cuenta de lo fuertes y sanas que se ven mis uñas. Así que sí, es cierto; la chía es beneficiosa para las uñas.

P: ¿Se puede usar la chía sobre la piel?

R: Sí. Al mezclarla con agua y formar un gel, la chía es muy hidratante y refrescante cuando se aplica sobre la piel. Algunos indígenas incluso utilizaban el gel de chía como cataplasma para evitar infecciones y ayudar a la curación de heridas.

P: ¿Puedo tomar cápsulas de aceite de chía?

R: Sí. Las cápsulas de aceite de chía proporcionan una generosa cantidad de ácidos grasos omega-3, pero perderá la fibra y las proteínas que hay en las semillas de chía. En la actualidad todavía no se ha hecho ningún estudio clínico que analice el perfil nutricional ni los beneficios concretos del aceite de chía.

P: ¿Puedo utilizar el aceite de chía directamente sobre la piel?

R: Sí. Un estudio coreano publicado en el número de mayo de 2010 de la revista *Annals of Dermatology* informaba de que el gel de chía era eficaz a la hora de tratar eccemas, prurito y otras afecciones de la piel con picor.

CHIA *VERSUS* LINO

P: ¿Hace falta moler la chía como el lino para poder digerirla y beneficiarse de su alto contenido en omega-3?

R: A mí me gusta explicar esta diferencia así: la madre naturaleza evita que el omega-3 de las semillas de lino se vuelva rancio con el recubrimiento duro de la semilla. En el caso de la chía, el contenido en omega-3 queda protegido por los antioxidantes naturales de la semilla.

Lo que esto significa para usted es que, para poder aprovechar los beneficios del omega-3 de la semilla de lino tendrá que molerla, cocinarla, germinarla o abrirla de alguna forma para que el proceso de digestión sea efectivo. Si no lo hace, las semillas simplemente pasarán por el cuerpo sin dejar nada. Pero con la chía no es necesario. Se puede ingerir la semilla completa y conseguir todos los beneficios del omega-3 y de los demás componentes de este alimento tan especial.

P: Prefiero moler mis semillas de chía. ¿El resultado se pone rancio tan rápidamente como el lino?

R: No. De hecho la segunda ventaja de la chía sobre la semilla de lino es que si prefiere tomar la chía molida, puede prepararla y dejarla sobre la encimera de la cocina todo el tiempo que quiera porque no se pondrá rancia. Esa es una gran diferencia con la semilla de lino, que hay que mantener en la nevera y molerla todos los días. ¿Y por qué? De nuevo es gracias a los antioxidantes naturales de las semillas de chía que evitan que se rancien.

P: ¿Cuál es la historia del uso de las semillas de chía y el lino? ¿Hay diferencias?
R: La chía se ha utilizado durante mucho tiempo en Centroamérica como alimento, no solo por los humanos sino también por los animales. Por otro lado, la semilla de lino y el lino no tienen una larga historia como alimento. Históricamente el lino se ha utilizado como fibra textil, para hacer productos de papel, como aceite para pinturas, como conservante, etc. Por ejemplo, de «lino» vienen originalmente las palabras «linóleo» y aceite de «linaza».

P: ¿La chía contiene lignanos como el lino?
R: No y eso es algo bueno. Los lignanos son una clase de fitoestrógenos con actividad antioxidante. Se encuentran en algunos alimentos vegetales, pero el lino es la mayor fuente. Es el lignano que hay en el lino lo que contribuye a la actividad estrógena del lino, que puede afectar a la fertilidad y contribuir a provocar cánceres por exceso de estrógenos.

P: Le he oído decir a mis amigos veganos que la chía es mejor sustituto para el huevo en los dulces caseros que el lino. ¿Cómo funciona?
R: Cuando se mezcla con agua para formar un gel, la chía le añade hidratación, elasticidad y cohesión a los alimentos horneados. Pruebe a mezclar 2 cucharadas de chía molida o semillas de chía con 2 cucharadas de agua por cada huevo que hiciera falta. Deje reposar la mezcla unos minutos hasta que se convierta en un gel. Después añádalo al resto de ingredientes de la receta como lo haría con un huevo.

P: ¿Cómo puedo utilizar la chía para sustituir a una clara de huevo?
R: Para sustituir una clara de huevo mediana o grande, utilice 1 cucharadita de chía molida con un octavo de taza de agua. Pero hay una salvedad: la chía no se puede batir a punto de nieve como las claras de huevo, así que será necesario utilizar huevos para hacer merengue.

CONSUMO Y ALMACENAJE DE LA CHÍA

P: ¿A qué sabe la chía?
R: La chía no tiene un sabor característico. Yo diría que sabe un poco a frutos secos y recuerda un poco a la malta, pero para mí es tan suave que creo que se nota más la textura crujiente que el sabor.

P: ¿Cómo se puede comer la chía?

R: Las semillas de chía se pueden consumir directamente, no hace falta molerlas. La mayoría de la gente las mezcla con alimentos como el yogur, los zumos, los caldos, las ensaladas, las tortillas, los cereales, etc. Además la chía se puede mezclar (tanto entera como molida) con harina y utilizarla para hacer panes, magdalenas, postres, pizzas, etc. Algunas personas incluso la echan por encima del helado para darle una textura crujiente.

P: ¿Cuánta chía se debería tomar al día?

R: No hay una respuesta definitiva para esta pregunta. Como la chía es un alimento, no hay un límite establecido sobre cuánta se debe ingerir. Una de las principales razones por las que las personas empiezan a tomar chía es para obtener omega-3. La pregunta obvia es cuánta chía hay que tomar para que te proporcione la cantidad suficiente de omega-3. Las Directrices Dietéticas para los Estados Americanos de 2010 recomiendan que una cantidad adecuada de ácido alfalinolénico (la forma de omega-3 que tiene la chía) está entre 1,1 y 1,6 gramos al día para una persona adulta. Entre 12 y 18 gramos (2 o 3 cucharadas) de chía contienen entre 2,5 y 3,6 gramos de ácido alfa-linolénico, lo que es una cantidad más que suficiente para cubrir la cantidad recomendada.

P: Soy vegano. ¿Debería tomar chía?

R: Un reciente estudio ha descubierto que los vegetarianos y los veganos en particular suelen tener niveles bajos de ácidos grasos omega-3 en su plasma. Eso puede ocasionar serios problemas coronarios. Por ello es especialmente importante para estos grupos de personas aumentar su consumo de omega-3. La chía es la planta con la mayor fuente de omega-3, lo que la hace ideal para esta cubrir estas necesidades.

P: ¿Qué producto de chía es el más fácil de tomar a diario, la chía entera o molida?

R: Tomar la chía entera o molida es una cuestión de preferencia personal y depende mucho del alimento al que se vaya a añadir o de si le gusta o no le textura crujiente de la semilla. Reitero: es una cuestión de gusto personal solamente.

P: ¿Es necesario moler la semilla?

R: Las semillas de chía no necesitan molerse para que se puedan absorber sus nutrientes, a diferencia del lino que hay que moler antes de tomarlo.

P: Se puede encontrar comercialmente la chía «triturada». ¿Qué es exactamente?

R: El mismo triturado que se le aplica a la semilla del trigo, por ejemplo, no sirve para romper la semilla de la chía. Esto se debe al alto contenido en aceite de la semilla; si se tritura convertiría la semilla en una pasta. Además en ese proceso hay que calentar la semilla, lo que llevaría a la oxidación y resultaría en una reducción de la calidad del aceite y un sabor y olor rancio. Pero se pueden utilizar varios métodos de procesamiento para abrir las semillas de chía y todos ellos usan técnicas similares. Son parecidos a los que se utilizan para triturar la semilla de lino, y ninguno está patentado hasta donde yo sé. Personalmente prefiero el término «molida» para esta semilla en vez de «triturada».

P: ¿Puedo triturar (o moler) la chía en casa?

R: Sí, se puede moler la chía en casa. Solo hay que procesar las semillas de chía durante unos segundos con un molinillo de café. Pero tenga cuidado de no pasarse; gracias al contenido de aceite de la chía acabará haciendo mantequilla de chía si se pasa un poco.

P: Aunque se sabe que la chía contiene un 20% de proteínas, ¿son proteínas de alta calidad?

R: Sí. La chía tiene una puntuación de aminoácidos de 115. Una puntuación por encima de 100 indica que se trata de proteínas completas o de alta calidad.

P: ¿Deberían lavarse las semillas de chía?

R: Las semillas de chía no necesitan ser lavadas. Es más, si las semillas de chía entran en contacto con el agua, su alto nivel de fibra soluble absorbería la humedad (hasta nueve veces su peso) y haría que se formara un gel.

P: ¿Es necesario remojar la semilla?

R: Las semillas de chía no necesitan remojo aunque a algunas personas les gusta hacer un gel que se produce al remojarla en agua gracias a la fibra soluble que hay en la semilla. Pero no es necesario. Si convierte las semillas en gel debe guardarlas refrigeradas y se mantendrán durante alrededor de una semana.

P: Me bebo una cucharada de chía cada mañana con un vaso de agua. Me encanta la energía que me da, pero no me gusta nada tener que limpiar las semillas que quedan en el vaso porque se quedan pegadas. ¿Qué puedo hacer?

R: Es cierto que se pegan mucho. Yo suelo echar una gotita de líquido lavavajillas, llenar el vaso con agua fría y limpiarlo con un cepillo limpiabotellas. Las semillas pegadas se limpian con facilidad de esta forma.

P: ¿Cómo se hincha la chía exactamente cuando se humedece?

R: La capa exterior de las semillas de chía está cubierta de microfibras. Cuando la semilla nota humedad, estas minúsculas fibras casi invisibles se yerguen y empiezan a atrapar líquido. Tienen una propiedad tan asombrosa que pueden absorber nueve veces su peso en agua. Esta absorción hace que se forme una perlita de gel alrededor de la semilla.

P: ¿Es mejor comer la semilla o la chía en cápsulas?

R: Depende de lo que se quiera conseguir. Las personas interesadas en una buena fuente de omega-3 que también quieran conseguir fibra, proteínas, minerales y vitaminas prefieren comer la semilla. Pero si lo único que le interesa es aumentar la cantidad de omega-3 de su dieta, entonces las cápsulas de aceite serán una fuente excelente. En cuanto a valor nutricional, la semilla es una opción mejor.

P: ¿Qué es la «Chía fresca»?

R: Es una bebida que se hace añadiendo chía, zumo de lima y un poco de azúcar al agua. Se consume en algunas partes de México, donde se considera una bebida para verano muy refrescante.

P: ¿Cómo deben guardarse las semillas de chía?

R: Las semillas de chía enteras permanecen en buenas condiciones a temperatura ambiente durante varios años. No hay necesidad de guardarlas en la nevera, tanto si se guardan en bolsa herméticas como si no. Los antioxidantes naturales de la semilla le proporcionan esta estabilidad. Las semillas molidas de chía se pueden dejar encima de la encimera durante aproximadamente un año. Guardar las semillas en un recipiente cerrado ayudará a ampliar su vida útil.

P: ¿Cuánto tiempo puedo tener la chía por la casa?

R: Suelo decir que 2 años, pero eso solo es para asegurarse de que la chía tiene el sabor más fresco, porque la chía se mantiene fresca durante 4 o 5 años sin problemas.

P: ¿Tengo que tomar mucha chía para que sea efectiva?

R: No. De hecho en 1891 el botánico Edward Palmer exploró México consumiendo una cucharadita de chía cada 24 horas de viaje a pie y esa cantidad fue suficiente para mantenerse.

P: Nos encantan las semillas de chía un poco tostadas en la sartén. ¿Puede degradar eso su contenido en omega-3?

R: Igual que con el horneado, no hay evidencias de que el contenido en omega-3 se vea reducido en cantidad o calidad. La temperatura es el aspecto clave en estos casos. Por ejemplo no se deben freír las semillas porque eso puede provocar la degradación, pero hornearlas o tostarlas un poco no tiene por qué causar ningún problema.

P: Señor Coates, ¿cuál es su forma preferida de ingerir la chía?

R: En un sándwich de mantequilla de cacahuete, mezclada con la crujiente mantequilla. Me gusta que las cosas crujan, y con el crujido del cacahuete de la mantequilla y el de la chía me siento en la gloria. Pero cuando corro lleno cajitas de carretes de fotos con chía y me los meto en el cinturón de correr. Cuando noto que necesito energía, abro una cajita, me echo en la boca la mitad y me lo trago con un poco de agua.

P: Un amigo me ha dicho que hay que remojar la chía antes de comerla para que sea digerible, ¿es cierto?

R: No. Remojar la chía ablanda la semilla y le da una consistencia de gel. Eso puede hacer que sea más fácil para algunas personas consumirla. Pero la semilla seca o molida es igualmente nutritiva y digerible.

CHÍA Y SEGURIDAD

P: ¿La chía es segura?
R: Los humanos llevan consumiendo chía miles de años. Era uno de los alimentos principales de los aztecas y los mayas. La Agencia de Alimentos y Medicinas estadounidense ha calificado la chía de alimento y no suplemento y por tanto puede consumirse sin restricciones.

P: ¿La semilla de chía es un alimento modificado genéticamente?
R: No.

P: ¿La semilla chía es orgánica? ¿Se utilizan insecticidas o fungicidas en su cultivo?
R: Hay semillas de chía orgánicas certificadas. Pero la producción no orgánica puede considerarse respetuosa con el medio ambiente porque se mantiene la fertilidad del suelo gracias a la rotación de cultivos y otras prácticas de conservación, y el control de las malas hierbas se hace de forma mecánica y no química. De hecho no es necesario el control de plagas químico porque la planta es miembro de la familia de la menta y por tanto los insectos no suelen atacarla porque el tallo y las hojas tienen aceites esenciales que repelen a los insectos dañinos.
Es más, pulverizar insecticida sobre las plantas de chía podría ser contraproducente, porque las plantas de chía necesitan a los insectos para la polinización. No se utilizan fungicidas ni se produce ningún tipo de control biológico durante su producción, limpieza o procesado.

P: ¿Se extrae de la semilla con un proceso químico el aceite de chía de las cápsulas?
R: Para obtener el aceite de chía que se utiliza en suplementos nutritivos la semilla de la chía se prensa en frío y no se le añade ninguna sustancia química. Otro sistema que se utiliza para extraer el aceite es el dióxido de carbono (o algún otro gas inerte) a alta presión para extraer el aceite. En este proceso tampoco se añade ninguna sustancia química.

P: ¿El aceite de chía es estable o se oxida?
R: Igual que cualquier aceite omega-3, la oxidación supone un problema. En algunos casos se le añaden estabilizantes al aceite para que se mantenga fresco más tiempo. Pero en general cualquier encapsulación o almacenamiento en un recipiente sellado y en un lugar oscuro y refrigerado mantendrá el aceite fresco durante un período de tiempo razonable.

P: ¿Pero la chía no tenía antioxidantes que evitaban que se pusiera rancia?
R: Así es, pero cuando se extrae el aceite, los antioxidantes se pierden y no pasan al aceite.

P: He visto vender harina de chía, ¿qué es?

R: Normalmente se refiere a una pastilla compactada a presión (que queda después de haber extraído la mayor parte del aceite) después de haber molido la semilla. La harina tiene un contenido muy bajo en omega-3, pero tiene un contenido más alto en fibra y proteínas que la semilla.

P: **He oído que, como la chía contiene ácidos grasos omega-3, puede hacer la sangre demasiado poco espesa y eso bajará la tensión arterial hasta un nivel peligroso y provocará que los sangrados sean más abundantes.**

R: Varios estudios han demostrado que el ADH en concreto y el AEP en menor medida pueden reducir la tensión arterial. Esas formaciones de largas cadenas de ácidos grasos omega-3 provienen del pescado o las algas. La chía contiene formaciones de cadenas más cortas de omega-3 (el ácido alfa-linolénico o AAL). No hay ningún estudio que relacione la forma del AAL de los ácidos grasos omega-3 de la chía con esos problemas.

P: **¿Se ha registrado algún problema de salud por tomar chía?**

R: Los ensayos clínicos no han encontrado ninguna reacción alérgica, ni siquiera en las personas con alergia a los frutos secos. La chía no tiene gluten, por lo que las personas celíacas pueden consumir chía con seguridad. Tampoco las personas con diabetes muestran ningún problema con la chía; de hecho la fibra soluble de la chía parece reducir los picos de glucemia.

P: **¿Se puede consumir demasiada chía?**

R: La verdad es que no. Si consume más de lo que su cuerpo puede asimilar, puede que se sienta un poco hinchado o que tenga una leve diarrea, pero es algo poco común.

P: **¿Es posible ser alérgico a la chía?**

R: Es muy raro, pero la posibilidad existe. La reacción puede ser moderada, como un brote de urticaria o algo más grave como una reacción anafiláctica que requiera de una visita a Urgencias. Los que tienen más probabilidades de tener una reacción adversa a la chía son las personas que son alérgicas al sésamo, la semilla de mostaza y otros miembros de la familia de la salvia.

P: **Estoy tomando medicación. ¿Puedo tomar chía?**

R: Depende de la medicación. La chía puede retrasar el vaciado del estómago, lo que afecta a la metabolización de la medicación. Lo mejor es hablar con su médico antes de tomar chía.

P: **¿La chía causa calambres estomacales?**

R: Algunas personas han informado de calambres estomacales, pero se debe a una reacción corporal natural. Esto ocurre si se ingiere una cantidad sustancial de chía y no se toman suficientes líquidos. Los calambres se producen porque la chía absorbe los fluidos del estómago y lo pone en una situación de estrés. La solución es beber más líquido al consumir chía o reducir la cantidad de chía que se consume.

P: **He oído que la chía causa diarrea, ¿es cierto?**

R: Algunas personas hablan de haber experimentado diarrea, pero normalmente se trata de personas con una dieta muy baja en fibra que de repente ven incrementada la cantidad que consumen. Ese problema se puede evitar fácilmente; solo hay que introducir la chía en su dieta gradualmente.

P: **Alguien me ha dicho que la chía es adictiva, ¿es cierto?**

R: No he oído nunca nada sobre una adicción a la chía.

P: **¿La chía es buena para las mujeres embarazadas? He leído en una página web que la chía aligera la sangre. ¿Si una mujer embaraza tuviera una cesárea de urgencia podría morir desangrada?**

R: No conozco ninguna prueba de que la chía aligere la sangre. Hay que tener ciertas precauciones con lo que se lee en internet porque cualquiera puede colgar información, tanto si es correcta, apoyada por datos científicos, inventada, apoyada por hechos, falsa… De todas formas, cualquier paciente debe consultar sus preocupaciones con su médico.

P: **¿La FDA ha aprobado la chía?**

R: La Agencia de Alimentos y Medicamentos de los Estados Unidos (FDA según sus siglas en inglés) considera las semillas de chía un alimento seguro. Así que sí, la chía está aprobada por la FDA.

P: **¿La chía contribuye al cáncer de próstata? Lo he leído en alguna parte.**

R: En 2004 el Wageningen *Centre for Food Science* de Holanda publicó un pequeño estudio que indicaba que la chía podía aumentar en los hombres el riesgo de cáncer de próstata. Pero otros estudios más amplios han demostrado que los altos niveles de antioxidantes y fibra, como los presentes en la chía, *previenen* el cáncer de próstata. Si está en riesgo de tener cáncer de próstata o de hecho ya lo tiene, examine los estudios sobre la chía y consúltelo con su médico.

P: **¿La chía baja la tensión arterial? ¿Puede ayudarme con mi hipertensión?**

R: Sí, puede. En el St. Michael's Hospital de Toronto han descubierto que las semillas de chía tienen el potencial de reducir drásticamente la tensión diastólica. Eso es un beneficio enorme para alguien que tiene la tensión alta. Pero si tiene la tensión baja debería hablar con su médico antes de tomar chía.

P: **Mi médico me ha recomendado no tomar chía, ¿por qué?**

R: Por desgracia muchos médicos todavía no conocen la chía ni sus muchos componentes beneficiosos para la salud, así que para asegurarse de que no cometen un error, pecan de demasiado cautos y no la recomiendan. Por desgracia es una consecuencia de la creciente tendencia de demandas a médicos en los Estados Unidos.

HISTORIA DE LA CHÍA

P: ¿Qué es la chía?
R: La semilla de chía (*Salvia hispanica L.*) es un miembro de la familia de la menta con origen en el sur de México y Guatemala. Aunque la gente se suele referir a ella como chía en general, a lo que se refiere realmente este nombre es a la semilla de la planta.

P: ¿La chía es un grano de cereal?
R: Aunque la chía se puede utilizar como un cereal (incluso moliéndola para conseguir un producto similar a la harina que se puede usar para hornear), la chía es técnicamente una semilla. Más específicamente una semilla oleaginosa, porque la semilla contiene más del 30% de aceite.

P: ¿De dónde viene el nombre de «chía»?
R: Hay varias versiones de esta historia. La palabra azteca para chía era «chian», que significa «aceitoso». Cuando la palabra se importó del nahuatl, la lengua de los aztecas, se abrevió. El nombre de Chiapas, el estado del actual México, viene del topónimo nahuatl «Chiapan», que proviene de «chía» y «apan» y significa «río de chía» o «agua de chía».
El nombre botánico de la chía, *Salvia hispanica*, se lo dio el famoso botánico Carlos Linneo (1707-1778). «*Salvia*» es el nombre del género de la familia de la menta, a la que pertenece la chía. «*Hispanica*» es la palabra latina para España. Hay una teoría que dice que después de la conquista española de México estas misteriosas semillas se introdujeron en el campo español alrededor de 1521, donde empezaron a crecer de forma salvaje. Por eso Linneo clasificó erróneamente la chía como una especie nativa de España.

P: ¿Qué relación tiene la chía con los aztecas?
R: La chía era el tercer cultivo más importante de los aztecas. Tenían cuatro cultivos principales: el maíz, las judías, la chía y el amaranto. Los aztecas conocían las muchas propiedades de la chía y cultivaban diferentes tipos, cada uno seleccionado por sus propiedades específicas. Utilizaban la chía como un alimento para ellos y para sus animales y también con propósitos medicinales y en las ceremonias religiosas. Estás prácticas están documentadas en códices escritos hace 500 años, cuando los españoles conquistaron a los aztecas.
La chía estuvo prácticamente perdida durante 5 siglos tras la conquista española debido a razones religiosas y agrícolas. Pero eso cambió en 1990 gracias a un esfuerzo liderado por la Universidad de Arizona para establecer nuevos cultivos en el noroeste de Argentina. Este proyecto nos llevó a la comercialización con

éxito de la chía como cultivo lo que ha hecho que hoy en día esté disponible y sea fácil de encontrar.

P: ¿De dónde sacaban los aztecas la chía?
R: La chía es originaria de las regiones de México y Centroamérica habitadas por los aztecas. Pero según la mitología azteca la semilla de chía llegó directamente de la nariz de Cinteotl, el dios del maíz.

P: Dada la importancia de la chía para los aztecas, ¿por qué desapareció?
R: La desaparición de la chía parece coincidir con la llegada de Hernán Cortés y los conquistadores. Los aztecas, que comían chía y la utilizaban como medicina, creían que les daba una energía y un poder místicos, casi sobrenaturales. Cortés pensó que si destruía la semilla podría superar a los aztecas y establecer la dominación española.

Es más, basándome en las investigaciones que he hecho, como la chía se utilizaba en las ceremonias religiosas de los aztecas como una ofrenda a los dioses (algo parecido a una comunión), los religiosos, en un intento por sustituir la religión de los aztecas por el cristianismo, prohibieron la chía. Además los españoles querían producir cultivos que ellos conocieran. Como la chía no crecía en Europa, consideraron que era un cultivo sin valor. La única razón gracias a la que sobrevivió fue porque algunas personas se llevaron las semillas a las montañas y siguieron cultivándola para uso propio.

P: ¿Los mayas comían chía?
R: Aunque la chía crecía de forma silvestre y es posible que los mayas la utilizaran para hacer una bebida refrescante, parece que la chía solo empezó a cultivarse hacia el final de la civilización maya, alrededor del 800 d.C., momento en el que los mayas empezaron a abandonar sus ciudades y los aztecas empezaron a consolidar su imperio en México central. Así que, aunque los mayas consumieran pequeñas cantidades de chía, no era un alimento básico para ellos.

P: ¿Cómo se redescubrió la chía?
R: Yo estaba trabajando en un proyecto de agricultura en el noroeste de Argentina para identificar potenciales cultivos alternativos para los agricultores. La chía era una de las muchas semillas que plantamos en los terrenos de prueba. Como crecía tan bien, empezamos a investigar cómo podía utilizarse, sus propiedades comerciales beneficiosas y cómo producirla comercialmente. A partir de esa investigación empezamos a producir chía comercialmente, a venderla y a dar a conocer al público sus maravillosos beneficios para la salud.

P: ¿De dónde viene la chía?
R: Originalmente la chía crecía en la tierra de los aztecas: el centro de México y Guatemala. Hoy en día la chía crece comercialmente en la mayoría de los países hispanoamericanos, desde México hasta Argentina. Incluso hay cierta producción

de chía en Australia. Habitualmente la chía necesita crecer entre los 23 grados d
latitud norte y sur.

P: ¿Hay diferentes variedades de chía?
R: Técnicamente solo hay una variedad de chía. Hay quien afirma otra cosa, per
son afirmaciones sin fundamento. En la actualidad hay diferentes opciones. Pc
ejemplo, si se escoge la semilla blanca de la chía común y se planta, se obtendrá
semillas blancas. Si se escogen las negras, se obtendrán semillas negras. El acei
y el contenido en omega-3, las proteínas y los fitonutrientes varían un poco entre
los colores, pero no mucho.

P: He oído que hay diferentes colores de semillas de chía. ¿Cuál es la diferencia?
R: Hay dos colores de semillas de chía. Una marca muy popular de semillas de chía
es Salba, una semilla blanca que crece en Perú. Pero la diferencia entre los dos
colores es insignificante. Yo prefiero la semilla negra porque, igual que las frutas y
verduras de colores más oscuros contienen niveles más altos de antioxidantes que
sus primas más pálidas. La semilla negra de chía contiene niveles más altos de
antioxidantes que la blanca. Pero lo cierto es que las de ambos colores contienen
esencialmente la misma cantidad de omega-3, proteínas, fibra y otros nutrientes.

P: He comprado chía hace poco y tenía muchas semillas marrones. ¿Qué son?
R: Muy buena pregunta. Las semillas marrones son semillas de otras hierbas o
semillas de chía inmaduras. Las semillas de otras hierbas le pueden conferir un
sabor muy fuerte a la chía. Las semillas de chía marrones tienen bajo contenido
en omega-3 y en proteínas, lo que indica que la calidad de la chía es mala. Evite
toda la chía que tenga semillas marrones.

**P: Parece que hay tres formas de utilizar la chía: molida, entera o mezclada
con agua para crear un gel. ¿Alguna de estas formas es mejor que otra?**
R: La forma que sirva para ayudarle a consumir la chía a diario (o al menos regularmente) es la mejor forma. En otras palabras, depende de sus preferencias personales y cómo le resulte más fácil y cómodo usar la chía. El gel es normalmente
para mezclar con bebidas o comidas cremosas como por ejemplo la avena, los
pudines o la mantequilla de cacahuete. A mí personalmente me encantan las
semillas porque le dan un punto crujiente a los sándwiches y las ensaladas. La
chía molida (o triturada) es genial para la repostería (esta es una forma fantástica
de «esconderle» la chía a los niños que le ponen pegas a comer cosas sanas; así
no se enterarán). La chía en cualquiera de sus formas, tanto entera como molida
como en gel, contiene los mismos nutrientes y beneficios.

P: ¿Qué factores afectan a la calidad de la chía?
R: La recolección es uno de los factores clave. Si se recolecta la semilla antes de que
esté madura, eso provocará que tenga un menor contenido total de aceite y de
omega-3, además de que puede afectar también a otros componentes como las
proteínas, la fibra y los nutrientes.

P: ¿El clima y el lugar afectan a la composición de la chía?

R: Al igual que con cualquier cultivo de semillas oleaginosas, los climas más frescos aumentan el contenido de aceite. En el caso de la chía, eso también significa que aumenta el contenido de omega-3. La cantidad de lluvia, cuándo cae, las condiciones del suelo, etc. también afectan a su composición.

P: ¿Qué condiciones son las mejores para cultivar la chía?

R: La chía es una planta dura a la que le gustan las condiciones relativamente áridas y las temperaturas entre cálidas y calurosas. Prolifera en áreas boscosas abiertas y con hierba y también en áreas desérticas con un suelo arenoso.

P: ¿A las abejas les gustan las flores de chía?

R: Sí, y también a las hormigas.

P: ¿Puedo entrar en mi cocina, sacar unas cuantas semillas de la bolsa de chía, plantarlas y cultivar mi propia chía?

R: En teoría sí. Con las condiciones apropiadas de suelo, agua y calor, las semillas de chía germinarían.

P: ¿Se puede cultivar la chía en pequeñas parcelas en el exterior o bajo lámparas en un interior?

R: La chía se puede cultivar en interiores cerca de una buena fuente de luz o con lámparas especiales para el crecimiento de las plantas. También en el exterior directamente bajo el sol. Cultivar las semillas es fácil; germinará en macetas puestas en el exterior o incluso sobre una toalla de papel que esté constantemente húmeda.

P: ¿La chía de las macetas produce semillas comestibles en su temporada de cultivo normal?

R: Ahí está el reto. Producir semillas comestibles requiere no solo las condiciones de suelo, agua y calor apropiadas, sino también suficientes conocimientos y experiencia agrícolas. Para que una planta florezca y produzca semillas, la planta necesita un clima tropical o subtropical, suelo arenoso y un suministro de agua relativamente estable. La chía florece solo cuando los días son cortos, así que si se planta en zonas no tropicales, las heladas las pueden dañar y evitar la formación y maduración de la semilla. Es más fácil comprar la semilla ya cultivada.

P: ¿Puedo plantar la chía (que tomo todas las mañanas) en mi maceta Chia Pet®?

R: Sí, puede hacerlo si quiere. Pero la edad de la semilla y las condiciones en que haya estado almacenada pueden reducir drasticamente la viabilidad y la tasa de germinación de la semilla.

P: ¿Puedo germinar la chía?

R: Sí, de la misma forma que se germina la alfalfa, la soja verde u otros germinados. Puede usar un germinador o echar una cucharadita de semillas sobre una toalla de papel mojada y pulverizarla regularmente con agua para que las semillas no se sequen. Necesitará 3 o 4 días para germinarlas.

BIBLIOGRAFÍA

- *The 100 Foods You Should Be Eating* (*Los 100 alimentos que debería comer*) escrito por Glen Matthen (New Holland, 2010).

- *The 100 Best Gluten-Free Recipes for Your Vegan Kitchen* (*Las 100 mejores recetas sin gluten de cocina vegana*), escrito por Kelly Keough (Ulisses Press, 2011).

- *Clean Food: A Seasonal Guide to Eating Close to the Source with More Than 200 Recipes for a Healthy and Sustainable You* (*Comida limpia: una guía de comida de temporada que le ayudará a comer lo más naturalmente posible con más de 200 recetas para mantenerse sano y ser sostenible*), escrito por Terry Walters (Sterling Epicure, 2009).

- *The Complete Guide to Gluten-Free & Dairy-Free Cooking* (*Guía completa de cocina sin gluten y sin lácteos*), escrito por Glenis Lucas (Watkins, 2008).

- *Cooking with Chia* (*Cocinar con chía*), escrito por Gloria Hoover (www.Lulu.com, 2010).

- *El poder curativo de los alimentos*, escrito por Vicki Edgson e Ian Marber (Parramón Paidotribo, 2001).

- *Green for Life* (*Comer verde para vivir mejor*), escrito por Victoria Boutenko (North Atlantic Books, 2010).

- *Green Market Baking Book: 100 Delicious Recipes for Naturally Sweet & Savory Treats* (*Cocinar al horno de forma sana: 100 deliciosas recetas de manjares naturales dulces y salados*), escrito por Laura C. Martin (Sterling, 2011).

- *The Green Southwest Cookbook, Fresh, Zesty, Sustainable* (*Cocina del sudoeste verde, fresca, energizante y sostenible*), escrito por Janet E. Taylor (Rio Nuevo Publishers, 2012).

- *Natural Wonderfoods* (*Superalimentos naturales*), escrito por Paula Bartimeus (Duncan Baird, 2011; no traducido al español).

- *Nourish: Delicious Goodness for Every Stage of Life* (*Nutrición: alimentos nutritivos y deliciosos para todas las etapas de la vida*), escrito por Jane Clarke (Collins & Brown, 2011).

- *Pastrymaking and Baking with Chia* (*Pasteles y tartas con chía*), escrito por Vilma Lo Presti (De Los Cuatrovientos, 2009).

- *The Power of Ancient Foods* (*El poder de los alimentos antiguos*), escrito por Gene Spiller y Rowena Hubbard (Book Publishing Company, 2003).

- *The 10 Secrets of 100% Healthy People Cookbook* (*Libro de cocina con los 10 secretos de la gente 100% sana*), escrito por Patrick Holford (Piatkus, 2009)

- *Thrive Foods: 200 Plant-Based Recipes for Peak Health* (*Alimentos que sientan bien: 200 recetas basadas en plantas para una salud óptima*), escrito por Brendan Brazier (Da Capo Lifelong Books, 2011).

- *The Top 100 Fitness Foods: 100 Ways to Turbocharge Your Life* (*Los 100 mejores alimentos para estar en forma: 100 formas de ponerle el turbo a tu vida*), escrito por Sarah Owen (Duncan Baird, 2010).

- *100 alimentos que curan: combate las enfermedades más comunes y potencia tu salud y tu vitalidad*, escrito por Paula Bartimeus (Grijalbo, 2009)

- *Welcoming Kitchen: 200 Delicious Allergen- & Gluten-Free Vegan Recipes* (*Cocina para todos: 200 deliciosas recetas veganas, sin gluten y sin alérgenos*), escrito por Kim Lutz y Megan Hart (Sterling, 2011).

- *Wild about Greens: 125 Delicious Recipes from Hearty Soups & Stews to Succulent Sautés and Smoothies* (*Locos por la verdura: 125 deliciosas recetas que van desde consistentes sopas y guisos hasta suculentos salteados y batidos*), escrito por Nava Atlas (Sterling, 2012).

- *Chia Cheat Sheet Chart* (*Cuadro resumen sobre la chía*), escrito por Angela Stokes (The Raw Food World).

- *The Encyclopedia of Healing Foods* (*Enciclopedia de alimentos curativos*), escrito por Michael Murray y Joseph Pizzorno (Atria Press, 2005).

- *The Essential Herbs Handbook: More than 100 Herbs for Well-Being, Healing and Happiness* (*Guía de hierbas esenciales: más de 100 hierbas para lograr el bienestar, la curación y la felicidad*), escrito por Lesley Bremness (Duncan Baird, 2009).

- *Everything Superfoods Book: Discover What to Eat to Look Younger, Live Longer and Enjoy Life to the Fullest* (*Todo sobre los superalimentos: descubra qué comer para parecer más joven, vivir más y disfrutar de la vida al máximo*), escrito por Delia Quigley (Adams Media, 2009).

- *Healing Foods for Dummies* (*Comidas curativas para torpes*), escrito por Molly Siple (For Dummies, 1999).

- *La biblia de las plantas medicinales y curativas: guía definitiva de las hierbas, los árboles y las flores*, escrito por Helen Farmer-Knowles (Gaia Ediciones, 2011).

- *Sanando con alimentos integrales: tradiciones asiáticas y nutrición moderna*, escrito por Paul Pitchford (Gaia Ediciones, 2011).

- *Healing Spices: How to Use 50 Everyday and Exotic Spices to Boost Health and Beat Disease* (*Especias que curan: Cómo utilizar 50 especias exóticas que todos tenemos en la cocina para mejorar la salud y vencer la enfermedad*) escrito por Bharat B. Aggarwal con Deborah Yost (Sterling, 2011).

- *Healthified Cooking: A Health and Wellness Book* (*Comida más sana: un libro sobre la salud y el bienestar*) escrito por Caroline Driscoll (Fastpirnt Plus).

- *How Can I Use Herbs in My Daily Life?* (*Cómo utilizar las hierbas en la vida diaria*) escrito por Isabell Shipard (David Stewart Books, 2003).

- *The New Complete Guide to Nutritional Health: More than 600 Foods and Recipes for Overcoming Illness & Boosting Your Immunity* (*Nueva guía completa para la salud nutricional: más de 600 alimentos y recetas para superar la enfermedad y mejorar el sistema inmunitario*) escrito por Pierre Cousin y Kirsten Hartvig (Duncan Baird, 2011).

- *Nutrition for Dummies* (*Nutrición para torpes*), escrito por Carol Ann Rinzler (For Dummies, 2011).

- *The New Whole Foods Encyclopedia: A Comprehensive Resource for Healthy Eating* (*La nueva enciclopedia de los superalimentos: una obra integral sobre alimentación sana*) escrito por Rebecca Wood (Penguin, 2010).

- *Superfoods HealthStyle: Proven Strategies for Lifelong Health* (*Salud con los superalimentos: estrategias probadas para lograr una buena salud toda la vida*) escrito por el doctor Steven Pratt y Kathy Matthews (Harper Paperback, 2006).

- *Super Immunity Foods* (*Alimentos que mejoran el sistema inmunitario*) escrito por Frances Sheridan Goulart (McGraw Hill, 2009).

- *The Whole-Food Guide to Overcoming Irritable Bowel Syndrome: Strategies and Recipes for Eating Well with IBS, Indigestion and Other Digestive Disorders* (*Síndrome del intestino irritable: estrategias y recetas para comer bien aunque se tenga SII, indigestión y otros trastornos digestivos*), escrito por Laura Knoff (New Harbinger Publications, 2010).

- *90-Day Fitness Journal* (*Programa de fitness de 90 días*) escrito por Rose Sery (Sterling Innovation, 2010).

- *Anatomy for Strength and Fitness Training: An Illustrated Guide to Your Muscles in Action* (*Anatomía del entrenamiento de fuerza y el fitness: una guía ilustrada para poner los músculos en acción*) escrito por Mark Vella (McGraw Hill, 2006).

- *The Beginning Runner's Handbook: The Proven 13-Week Run-Walk Program* (*Guía para el corredor principiante: Programa combinado de correr y caminar comprobado de 13 semanas*), escrito por Ian MacNeill (Greystone Books, 2005).

- *Nacidos para correr*, escrito por Christopher McDougall (Debate, 2011).

- *The Complete Book of Sports Nutrition: A Practical Guide to Eating for Sport* (*Guía completa de nutrición deportiva: una guía práctica para comer de la forma adecuada para practicar deporte*), escrito por Shelly Meltzer y Cecily Fuller (New Holland, 2007).

- *The Everything Running Book: The Ultimate Guide to Injury-Free Running for Fitness and Competition* (*Todo sobre el deporte de correr: guía definitiva para correr sin lesiones para mantenerse en forma o para competir*), escrito por Art Liberman, Randy Brown y Eileen Myers (Adams Media, 2012).

- *The Life You Want: Get Motivated, Lose Weight, and Be Happy* (*La vida que quieres: motívate, pierde peso y sé feliz*), escrito por Bob Greene, Ann Kearney-Cooke y Janis Jibrin (Simon & Schuster, 2010).

- *The Men's Health Big Book of Exercise: Four Weeks to a Leaner, Stronger, More Muscular You* (*El gran libro del ejercicio para la salud masculina: más delgado, más fuerte y más musculoso en cuatro semanas*), escrito por Adam Campbell (Rodale Books, 2009).

- *The Power of Your Prime: A Doctor's Secrets to Men's Health and Peak Performance for Life* (*El poder de la edad: secretos del médico para mejorar la salud masculina y lograr el máximo rendimiento en todas las etapas de la vida*), escrito por Florence Comite (Rodale Books, 2012).

- *Push: 30 Days to Turbocharged Habits, a Bangin' Body and the Life You Deserve!* (*Un empujoncito: 30 días para adoptar hábitos que te recarguen, conseguir un cuerpo espectacular y disfrutar de la vida que te mereces*), escrito por Chalene Johnson (Rodale Books, 2011).

- *Super Body, Super Brain* (*Supercuerpo, Supercerebro*), escrito por Michael Gonzalez-Wallace (HarperOne, 2010).

- *Which Comes First, Cardio or Weights? Fitness Myths, Training Truths, and Other Surprising Discoveries from the Science of Exercise* (*¿Qué va primero, el entrenamiento cardiovascular o las pesas? Mitos del ejercicio, verdades del entrenamiento y otros descubrimientos sorprendentes de la ciencia del ejercicio*), escrito por Alex Hutchinson (Harper Paperback, 2011).

- *50 Ways to Soothe Yourself Without Food* (*50 formas de calmarse sin comer*) escrito por Susan Albers (New Harbinger Publications, 2009).

- *Clean Body: The Humble Art of Zen-Cleansing Yourself* (*Un cuerpo limpio: el humilde arte de la limpieza del cuerpo mediante el zen*), escrito por Michel DeJong (Sterling, 2009).

- *Clean Cures: The Humble Art of Zen-Curing Yourself* (*La limpieza cura: el humilde arte de curarse a una mismo mediante el zen*), escrito por Michael DeJong (Sterling, 2009).

- *The End of Overeating: Taking Control of the Insatiable American Appetite* (*El fin de comer demasiado: controlar el insaciable apetito americano*), escrito por David Kessler (Rodale, 2010).

- *Enciclopedia de medicina natural*, escrito por Michael Murray y Joseph Pizzorno (Ediciones Tutor, 2002).

- *The Feel Good Factor* (*El factor «sentirse bien»*), escrito por Patrick Holford (Piatkus, 2010).

- *Folks, This Ain't Normal* (*Amigos, esto no es normal*), escrito por Joel Salatin (Center Street, 2011).

- *Food Matters: A Guide to Conscious Eating with More Than 75 Recipes* (*La comida importa: una guía para la alimentación consciente con más de 75 recetas*), escrito por Mark Bittman (Simon & Schuster, 2009).

- *Food Rules: An Eater's Manual* (*Las reglas de la comida: manual para el consumidor*), escrito por Michael Pollan y Maira Kalman (Penguin, 2011).

- *Live Better, Live Longer: The New Studies That Reveal What's Really Good —and Bad— For Your Health* (*Vivir mejor, vivir más: Nuevos estudios que revelan lo que es verdaderamente bueno (y malo) para la salud*), escrito por Sanjiv Chopra y Alan Lotvin (St. Mantin's Griffin, 2010).

- *Natural Health, Natural Medicine* (*Salud natural, medicina natural*), escrito por Andrew Weil (Mariner Books, 2004).

- *Nuts and Seeds in Health and Disease Prevention* (*Frutos secos y semillas para la prevención de enfermedades*); capítulo 38, escrito por Wayne Coates (Academic Press, 2011).

- *The 10 Secrets of Healthy Aging* (*10 secretos para envejecer con salud*) escrito por Patrick Holford y Jerome Burne (Piatkus, 2012).

- *Wild-Type Food in Health Promotion and Disease Prevention* (*Alimentos silvestres para la mejora de la salud y la prevención de enfermedades*); capítulo 26, escrito por Ricardo Ayerza y Wayne Coates (Humana Press, 2010).

- *What to Eat* (*Qué comer*), escrito por Marion Nestle (North Point Press, 2007).

- *Why We Get Fat: And What to Do About I*t (*Por qué engordamos y qué hacer al respecto*), escrito por Gary Taubes (Knopf, 2011.

- *Worried Sick: A Prescription for Health in an Overtreated America* (*Enfermos y preocupados: una receta para la salud en una América sobremedicada*), escrito por Nortin M. Hadler (University of North Carolina Press, 2008).

- *Tu manual de usuario*, escrito por Michael Roizen y Mehmet Oz (Aguilar, 2005).

AGRADECIMIENTOS

G RACIAS a Ricardo Ayerza, que vive en Buenos Aires, Argentina, que ha sido mi amigo y colaborador durante 30 años. Hemos trabajado durante años juntos estudiando muchos cultivos, entre ellos la chía, mientras viajábamos por toda Sudamérica. Su amistad y conocimientos han ayudado a nuestras investigaciones con la chía y otros cultivos nuevos en los que hemos trabajado.

También a Patricia Coates (1950-2004), mi esposa durante 34 años, que falleció repentinamente en 2004. Su apoyo durante toda mi carrera en la Universidad de Arizona y el tiempo que he pasado investigando nuevos cultivos (sobre todo la chía) fue fundamental para mantenerme durante las largas ausencias lejos de casa. Sigo echando de menos su extraordinaria contribución.

A Patricia Wiercinski, con la que me casé en 2006, que me ha apoyado mucho en mi trabajo con la chía y es una valiosa socia en mi negocio AZChia. Le agradezco profundamente su ayuda con el funcionamiento cotidiano de la empresa y su apoyo en todos mis nuevos proyectos. No estaría donde estoy hoy sin su apoyo y ánimos constantes.

Además quiero darles las gracias a todas las personas que han interactuado conmigo durante los 20 años que llevo investigando, comercializando e introduciendo la chía en el mercado. Entre ellos hay agricultores, granjeros, investigadores universitarios y entidades empresariales. Su ánimo y apoyo han contribuido a colocar a la chía en el lugar que disfruta hoy en día en términos de la mejora de la salud de tantas personas.

Gracias a Marcus Leaver y a Michael Fragnito por ayudarme a difundir la chía. Su entusiasmo es lo que ha hecho que este libro exista. Agradecemos mucho este apoyo que va a hacer posible que más gente aprenda cosas sobre este importante superalimento.